# Cellprep® 細胞診
# 一般 カラーアトラス

著者：冨田　裕彦
大阪府立成人病センター　病理・細胞診断科　主任部長

竹中　明美
大阪府立成人病センター　病理・細胞診断科

# 緒　言

　液状化検体細胞診（LBC）は我々が『液状化細胞診（CellPrep®）婦人科子宮頸部細胞診アトラス』を出版した昨年以降1年足らずの間にますます普及の勢いをみせている。尿、体腔液といった液状検体のみならず、乳腺穿刺、気管支鏡検体などにおいてもLBC細胞診が一般的に行われるようになった。従来法と併用したLBC標本作製が行われることが多いのが現状であるが、近い将来、LBCのみの細胞診が主流となることは容易に想像できる。

　こうしたLBCの隆盛を背景として、子宮頸部細胞診以外のLBCを網羅するアトラスとして本書を作成した。呼吸器、乳腺、甲状腺、消化器、耳鼻口腔、泌尿器、体腔液、リンパ節、子宮体部の代表的疾患のLBC所見を従来法所見、病理所見と対比し、LBC初心者、さらには細胞診初心者にもわかりやすく解説することを心掛けた。子宮頸部細胞診とも共通する点であるが、LBCにおいては検体採取後の標本乾燥がない、血球や夾雑物が取り除かれるといったメリットのある一方で、細胞大集団を観察することが困難であり、個々の細胞におけるN/C比、クロマチンパターンの検討、小集塊内での細胞配列の観察を中心に詳細な検討が必要となる。LBC標本での正確な細胞診断手法の修得と共に、細胞診全般を理解するためのテキストを目標とした。

　CellPrep® LBCの特徴の一つに、尿、体腔液、喀痰、穿刺検体など、種類の異なる材料毎に検体に最適化されたバイアルが準備されていることがある。専用バイアルを用いることによって、誰でも簡単に最適な標本作製を行うことができる。さらに綿棒、穿刺針を直接バイアルに入れるので、検体採取時の針刺し事故や、コンタミネーションのリスクを最小化することができ、採取者にとってもメリットは大きいといえる。そのように簡便化された検体処理のなかでも、知っておかなければいけない標本作製時の注意点やコツなどは残さず取り上げるようにした。

　近年、細胞診検体の免疫染色の機会が増えているが、ホルマリン固定パラフィン包埋標本用の免疫組織化学染色とは条件が異なる場合が多く、免疫細胞化学染色の最適化は一筋縄ではいかない。本アトラスでは、診断にとって重要な免疫細胞化学染色写真を多く図として加えるとともに、種々の一次抗体に対する最適条件も列挙することにより、読者がスムーズに免疫細胞化学染色に取りかかれるように工夫した。

　本アトラスは、CellPrep®法をはじめ、各種LBC採用施設の皆さま、またこれから細胞診を勉強しようとする医師、臨床検査技師の方々にも十分役立つアトラスであることを確信している。『液状化細胞診（CellPrep®）婦人科子宮頸部細胞診アトラス』ともども、細胞診座右の書としていただけたら著者にとってこれほどの喜びはない。

　最後に本アトラス作成にご協力いただいた、大阪府立成人病センター臨床各科の方々、大阪府立成人病センター病理・細胞診の方々にこの場を借りて厚くお礼を申し上げる。

平成28年5月吉日

大阪府立成人病センター　病理・細胞診断科
冨田　裕彦　　竹中　明美

# 目次

緒言

本アトラス内の略語一覧 ........................................................................ 7

## 第1章 Cellprep® システムの概要
1-1 Cellprep® システムのコンセプト ........................................... 11
1-2 塗抹原理 ................................................................................. 12
1-3 検体処理方法と Cellprep® バイアルについて ..................... 13

## 第2章 Cellprep® による細胞診判定の注意点
2-1 従来法との相違点 .................................................................. 21
2-2 細胞所見の特徴 ...................................................................... 22
2-3 判定と診断報告 ...................................................................... 24

## 第3章 Cellprep® の細胞像
### 3-1 呼吸器
呼吸器の LBC 標本 ........................................................................ 27
症例1　良性 ................................................................................... 27
症例2　良性（集検判定区分 B）.................................................. 27
症例3　異型細胞（集検判定区分 C-D）...................................... 28
症例4　扁平上皮癌 ........................................................................ 29
症例5　腺癌 ................................................................................... 30
症例6　腺癌と組織球 ................................................................... 31
症例7　小細胞癌 ........................................................................... 32
症例8　小細胞癌 ........................................................................... 32
症例9　扁平上皮癌 ........................................................................ 33
症例10　クリプトコッカス症 ...................................................... 34
症例11　組織球 ............................................................................. 35
症例12　扁平上皮癌 ..................................................................... 36
症例13　扁平上皮癌（非角化）................................................... 36
肺癌取扱い規約第7版と肺癌 WHO 分類第4版における腺癌の分類 ... 37
上皮内腺癌（AIS）と浸潤性腺癌の細胞像 ................................. 38
浸潤性粘液腺癌（formerly mucinous BAC）............................. 39
症例14　腺癌（粘液型）............................................................... 40
症例15　腺癌（粘液型）............................................................... 40
特殊型腺癌 ..................................................................................... 41
症例16　腺癌（ALK 陽性腺癌）.................................................. 41
症例17　大細胞癌 ......................................................................... 42
神経内分泌腫瘍 ............................................................................. 43
症例18　大細胞神経内分泌癌 ...................................................... 43
症例19　転移性肺癌（大腸癌）................................................... 44
症例20　転移性肺癌（腎細胞癌）............................................... 45

### 3-2 乳腺 FNA
穿刺吸引材料の LBC 標本 ............................................................ 46

−4−

症例21　乳管癌 ……………………………………………………………………… 47
症例22　乳管癌 ……………………………………………………………………… 47
症例23　浸潤性乳管癌（硬癌） …………………………………………………… 48
症例24　小葉癌 ……………………………………………………………………… 48
症例25　線維腺腫 …………………………………………………………………… 49
症例26　線維腺腫 …………………………………………………………………… 49
症例27　乳管内癌（DCIS） ………………………………………………………… 50
症例28　乳管内癌（DCIS） ………………………………………………………… 50

## 3-3　甲状腺FNA
症例29　乳頭癌 ……………………………………………………………………… 51
症例30　未分化癌 …………………………………………………………………… 52
症例31　腺腫様甲状腺腫 …………………………………………………………… 53
症例32　腺腫様甲状腺腫 …………………………………………………………… 53

## 3-4　消化器
消化器領域（胆膵）のLBC標本 …………………………………………………… 54
日本臨床細胞学会研究班で提唱された貯留胆汁細胞判定基準 ………………… 55
膵EUS-FNAの判定基準 …………………………………………………………… 55
症例33　胆管癌 ……………………………………………………………………… 56
症例34　胆管癌 ……………………………………………………………………… 56
症例35　胆管癌 ……………………………………………………………………… 57
症例36　胆管癌 ……………………………………………………………………… 58
再水和法 ……………………………………………………………………………… 58
症例37　膵管癌 ……………………………………………………………………… 59
症例38　膵管癌 ……………………………………………………………………… 60
症例39　膵管内乳頭粘液性腺癌（IPMC） ………………………………………… 60
症例40　膵管内乳頭粘液性腺癌（IPMC） ………………………………………… 61
症例41　膵管癌 ……………………………………………………………………… 62
膵臓の小型円形細胞からなる腫瘍について ……………………………………… 63
症例42　腺房細胞癌 ………………………………………………………………… 64
症例43　内分泌腫瘍（NET） ……………………………………………………… 65
転移性膵腫瘍について ……………………………………………………………… 66

## 3-5　耳鼻口腔
耳鼻口腔領域のLBC標本 …………………………………………………………… 67
症例44　白板症 ……………………………………………………………………… 67
症例45　扁平上皮癌 ………………………………………………………………… 68
症例46　扁平上皮癌 ………………………………………………………………… 69
症例47　扁平上皮癌 ………………………………………………………………… 69
症例48　扁平上皮癌（疣贅状癌） ………………………………………………… 70
症例49　尋常性天疱瘡 ……………………………………………………………… 70
症例50　悪性黒色腫 ………………………………………………………………… 71
症例51　多形腺腫 …………………………………………………………………… 72
症例52　ワルチン腫瘍 ……………………………………………………………… 72
症例53　唾液腺導管癌 ……………………………………………………………… 73

## 3-6　泌尿器
泌尿器でのLBC標本 ………………………………………………………………… 74
症例54　尿路上皮癌（高異型度） ………………………………………………… 75

| | | |
|---|---|---|
| 症例 55 | 尿路上皮癌(高異型度) | 76 |
| 症例 56 | 尿路上皮癌(高異型度) | 76 |
| 症例 57 | 尿路上皮癌 | 77 |
| 症例 58 | 尿路上皮癌 | 77 |
| 症例 59 | 腺癌(前立腺癌) | 78 |
| 症例 60 | 腺癌(尿道腺癌) | 78 |
| 症例 61 | 良性異型(尿路結石) | 79 |
| | カテーテル尿の尿路上皮癌細胞と良性細胞の鑑別 | 79 |
| 症例 62 | 尿路上皮癌(高異型度) | 80 |

## 3-7 体腔液

| | | |
|---|---|---|
| | 体腔液の LBC 標本 | 81 |
| 症例 63 | 腺癌(乳管癌) | 82 |
| 症例 64 | 腺癌(肺腺癌) | 82 |
| 症例 65 | 扁平上皮癌(肺扁平上皮癌) | 83 |
| 症例 66 | 悪性中皮腫 | 84 |
| 症例 67 | 腺癌(胃印環細胞癌) | 85 |
| 症例 68 | 腺癌(大腸癌) | 86 |
| 症例 69 | 腺癌(卵巣漿液性腺癌) | 87 |
| 症例 70 | 腺癌(子宮体部類内膜腺癌) | 88 |
| 症例 71 | 腺癌(膵管癌) | 89 |
| 症例 72 | 腺癌(膵管癌) | 89 |
| | 体腔液における組織球と腺癌の鑑別 | 90 |

## 3-8 リンパ節

| | | |
|---|---|---|
| 症例 73 | 転移性腺癌(乳管癌) | 91 |
| 症例 74 | 形質細胞腫 | 92 |
| 症例 75 | 悪性リンパ腫 | 93 |
| 症例 76 | 悪性リンパ腫 | 94 |

## 3-9 その他

| | | |
|---|---|---|
| | その他の LBC 標本 | 95 |
| 症例 77 | ガングリオン | 95 |
| 症例 78 | 髄液(肺腺癌の転移) | 95 |

## 3-10 子宮体部

| | | |
|---|---|---|
| | 子宮体部の LBC 標本 | 96 |
| 症例 79 | 漿液性腺癌 | 96 |
| 症例 80 | 子宮内膜増殖症 | 97 |
| 症例 81 | 子宮内膜増殖症 | 97 |
| 症例 82 | 類内膜腺癌(G1) | 98 |
| 症例 83 | 類内膜腺癌(G1) | 98 |

# 第 4 章　LBC と免疫細胞化学染色

| | | |
|---|---|---|
| 4-1 | Cellprep® を用いた免疫染色の方法 | 101 |
| | I-VIEW DAB ユニバーサルキット | 101 |
| | ベンタナ OptiView DAB ユニバーサルキット | 102 |

# 第 5 章　Cellprep®LBC を用いた迅速細胞診

| | | |
|---|---|---|
| 5-1 | Cellprep®LBC を用いた術中迅速細胞診 | 109 |

# 本アトラス内の略語一覧

## Abbreviation（略語）

| | |
|---|---|
| AIS | adenocarcinoma in situ 上皮内腺癌 |
| Al-b | alcian blue アルシアン ブルー（粘液染色） |
| ALK | anaplastic lymphoma receptor tyrosine kinase 未分化リンパ腫受容体チロシンキナーゼ（ALK遺伝子は細胞増殖に関する遺伝子である。未分化リンパ腫、炎症性筋線維芽細胞性腫瘍、肺癌、腎癌などで、ALK遺伝子と他の遺伝子との融合遺伝子の存在が報告されている。） |
| ASC | American Society of Cytopathology アメリカ細胞病理学会 |
| AUC-US | atypical urothelial cells with uncertain significance 意義不明異型尿路上皮 |
| BAC | bronchioalveolar carcinoma 肺胞上皮癌 |
| BCL2 | B cell lymphoma/B cell leukemia 2　B細胞性リンパ腫/B細胞性白血病2（ミトコンドリアの膜に結合して細胞のアポトーシスを防ぐ。濾胞型リンパ腫において免疫グロブリン遺伝子とBCL2遺伝子の融合遺伝子が形成され、B細胞のアポトーシスが抑制される。） |
| CD3 | cluster of differentiation 3 分化抗原群3（CDはヒト白血球を中心とした細胞表面に存在する分子に結合するモノクローナル抗体の国際分類である。CD3は成熟T細胞、胸腺細胞、Natural killer T細胞に発現する。） |
| CD20 | cluster of differentiation 20 分化抗原群20（B細胞に発現する。） |
| CD56 | cluster of differentiation 56 分化抗原群56（NCAM: neural cell adhesion moleculeとも呼ぶ。神経細胞、グリア細胞、骨格筋細胞、ナチュラルキラー細胞、一部のT細胞に発現する。） |
| CD68 | cluster of differentiation 68 分化抗原群68（単球、マクロファージに発現する。） |
| CD138 | cluster of differentiation 138 分化抗原群138（形質細胞およびpre B細胞に発現するが、成熟末梢B細胞には発現しない。上皮細胞や他の系統の腫瘍にも陽性になるので、B細胞性腫瘍間の鑑別にしか用いることはできない。） |
| CDX-2 | caudal type homeobox 2 尾型ホメオボックス2（ショウジョウバエにおけるホメオボックス遺伝子Caudal（尾）に相当するヒト遺伝子のタンパク産物で、腸管上皮細胞の増殖・分化に関与する転写因子である。） |
| CEA | carcinoembryonic antigen 癌胎児性抗原（ヒトの大腸癌組織と胎児の腸管から発見されたタンパク質で腫瘍マーカーのひとつである。消化器癌を中心とした腺癌で上昇がみられる。） |
| CK 5/6 | cytokeratin 5/6 サイトケラチン5/6（高分子量塩基性サイトケラチンで重層扁平上皮、尿路上皮、混合腺、中皮に発現する。） |
| CK7 | cytokeratin 7（中分子量塩基性サイトケラチンで大腸以外の腺上皮、尿路上皮などで発現するが、重層扁平上皮には発現しない。） |
| CK20 | cytokeratin 20（中分子量酸性サイトケラチンで腸管上皮を中心とした腺細胞に陽性を示す。重層扁平上皮には発現せず、胃腺癌での陽性率は低い。） |
| CT | computed tomography コンピュータ断層撮影 |
| DAB | 3,3'-diaminobenzidine　3,3'-ジアミノベンジジン |
| DCIS | ductal cell carcinoma in situ 乳管内癌 |
| EGFR | epidermal growth factor receptor　上皮成長因子受容体（細胞の増殖や成長を制御する上皮成長因子（EGF：epidermal growth factor）の受容体でHER1、ErbB1とも呼ばれる。 |
| ER | estrogen receptor　エストロゲン受容体 |

| | | |
|---|---|---|
| EUS-FNA | endoscopic ultrasound-guided fine-needle aspiration 超音波内視鏡下穿刺吸引法 | |
| FNA | fine needle aspiration　穿刺吸引法 | |
| G1 | grade 1 高分化型 | |
| G3 | grade 3 低分化型 | |
| GGO | ground glass opacity すりガラス状陰影 | |
| H&E | hematoxylin and eosin　ヘマトキシリン・エオジン | |
| HGUC | high grade urothelial carcinoma　高悪性度尿路上皮癌 | |
| HRP | horseradish peroxidase ペルオキシダーゼ | |
| IAC | International Academy of Cytology　国際細胞診学会 | |
| IMP3 | insulin-like growth factor -II messenger RNA-binding protein　インスリン様成長因子 II メッセンジャー RNA 結合タンパク（癌胎児性タンパク質で細胞増殖、細胞凝集に関与する。） | |
| IPMA | intraductal papillary mucinous adenoma 膵管内乳頭状粘液性腺腫 | |
| IPMC | intraductal papillary mucinous carcinoma 膵管内乳頭状粘液性癌 | |
| IPMN | intraductal papillary mucinous neoplasm 膵管内乳頭状粘液性腫瘍 | |
| LBC | liquid based cytology　液状細胞診 | |
| LSAB | labeled streptavidin biotinylated antibody | |
| MIC | minimally invasive adenocarcinoma　微小浸潤腺癌 | |
| MMG | mammography　乳房 X 線撮影 | |
| MUC1 | mucin 1　ムチン 1 | |
| MUC5AC | mucin 5AC　ムチン 5 AC | |
| MUC6 | mucin 6　ムチン 6 | |
| N/C | nucleus to cytoplasm　核対細胞質（比） | |
| NET | neuroendocrine tumor 神経内分泌腫瘍 | |
| NSCLC-NOS | non-small cell lung carcinoma-not otherwise specified　特定不能非小細胞肺癌 | |
| PAP | Papanicolaou　パパニコロウ（染色） | |
| PAS | periodic acid-Schiff　過ヨウ素酸シッフ（粘液染色） | |
| PAX8 | paired box gene 8　ペアドボックス 8（腎細胞癌、卵巣癌で高発現する転写因子） | |
| QR | quick response 高速読み取り（QR コードは高速読み取りを目的としたマトリックス型二次元コードである。） | |
| S100P | S100 calcium binding protein P　S100 カルシウム結合タンパク質 P（S100 は中性硫酸アンモニウムに 100% 溶けることから命名されたカルシウム結合性タンパク質の総称で、多くのサブファミリーがある。S100P はそのひとつで多くの膵管癌や膵管内乳頭状粘液性腫瘍で発現亢進する。） | |
| SCC | squamous cell carcinoma　扁平上皮癌 | |
| SPN | solid-pseudopapillary neoplasm | |
| TTF-1 | thyroid transcription factor-1　甲状腺転写因子 1（甲状腺、肺、間脳で特異的に発現している転写因子である。） | |
| UC | urothelial carcinoma　尿路上皮癌 | |
| WHO | World Health Organization 世界保健機構 | |
| WT-1 | Wilms' tumor 1　ウイルムス腫瘍 1（小児の腎悪性腫瘍の一つである Wilms' 腫瘍の発生と関連している転写因子であるが、白血病や種々の固形癌でも高発現が認められる。） | |

# 第1章
# Cellprep® システムの概要

## 1-1 Cellprep® システムのコンセプト

　液状化細胞診(LBC)の導入利点は、不適正標本の低減、染色標本の感度および特異度の改善、さらに細胞検査士の負担を軽減し診断精度を改善することにある。Cellprep® システムは、これらLBCシステムに共通する利点をすべて網羅し、独自技術により細胞形態の保持性を高めた極めて優れたシステムである。その開発コンセプトは、以下の4点である。

### 1) 従来法に近い標本像
　独自に開発した固定液を使用することによりバイアル内での細胞収縮を最小限に抑え、直接塗抹標本により近い細胞像を得ることができる。
　また診断に有用な様々な感染所見や炎症細胞、壊死などは保たれる。

### 2) 優れた細胞定着性と均等分布
　全面がスライドガラスに密着する独自のフィルター形状に加えて塗抹原理に風圧を用いることにより、細胞のスライドガラスへの定着を高め、偏りの少ない観察しやすい標本を作製することができる。

### 3) 煩雑な前処理工程の簡略化
　4タイプのバイアルにそれぞれ想定した検体種に適した前処理剤を配合し、血液や粘液といった夾雑物をバイアル内にて処理することにより前処理工程の簡略化を実現している。

### 4) 圧倒的な検体処理能力
　Cellprep® システムは風圧を用いた塗抹原理、キャップの自動開閉、フィルターの自動装填などの基本性能を共通に、特色の異なる以下の2機種をラインナップしている。
Cellprep® PLUS：1検体あたりの標本作製時間は30秒、1時間に最大120検体の処理を行うことが可能なセミオートモデル(図1)。
Cellprep®AUTO：QRコードおよび各種バーコードに対応したランダムアクセス機能により最大40検体を40分で処理することが可能なフルオートモデル(図2)。

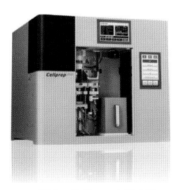

図1　Cellprep® PLUS

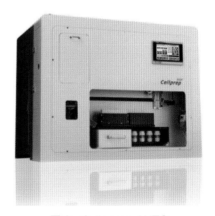

図2　Cellprep® AUTO

(写真提供：ロシュ・ダイアグノスティックス株式会社)

## 1-2 塗抹原理

Cellprep® システムは Cellprep® 本体、Cellprep® バイアル、メンブレンフィルター、Cellprep® プレコートスライドで構成される。スライドガラスに密着するクッション性に富んだ構造のメンブレンフィルターを使用し、風圧を利用した細胞転写によって均一かつ過度な力が加わらない、すぐれた細胞定着性が実現している（図3）。

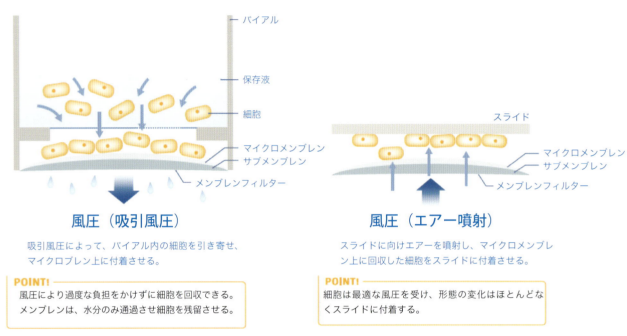

図3 Cellprep® の塗抹原理

（写真提供：ロシュ・ダイアグノスティックス株式会社）

表1 Cellprep® バイアル一覧

| | | | | |
|---|---|---|---|---|
| 外観 | | | | |
| 名称 | 婦人科・口腔用バイアル（ブルー） | 尿・髄液用バイアル（グリーン） | 呼吸器用バイアル（パープル） | 穿刺吸引・体腔液用バイアル（オレンジ） |
| タイプ | 子宮頸部、口腔 | 尿、髄液 | 呼吸器 | 穿刺吸引、体腔液 |
| 固定液特長 | ・粘液成分の除去<br>・赤血球の溶血 | ・細胞収縮の抑制 | ・粘液成分の除去 | ・粘液成分の除去<br>・赤血球の溶血 |

（写真提供：ロシュ・ダイアグノスティックス株式会社）

# 1-3 検体処理方法と Cellprep® バイアルについて

## 1) 検体採取について

　一般領域の細胞診検体には多様なものがあり、粘性や血性、細胞量なども様々である。採取器具および方法は直接塗抹標本作製時と同様に行い、検体を適量バイアル内へ懸濁する。この際、血性の強い場合はバイアル懸濁に先立って溶血操作を行う。

## 2) バイアルタイプについて

　Cellprep® バイアルはエタノールをベースとして溶血成分および粘液処理剤の処方が異なる4つのタイプ（婦人科・口腔用バイアル、呼吸器用バイアル、尿・髄液用バイアル、穿刺吸引・体腔液用バイアル）がある。観察のしやすい標本作製のために以下の点に留意することが重要である。

① バイアルに検体を必要量以上入れない（目安は直接塗抹標本作製時の検体量と同量）
② バイアルへの検体懸濁後、速やかに撹拌する（特に粘液の強い検体では重要）
③ バイアル内の粘液成分が処理されず塊状に残っている場合はダイルート液（図4）を適量追加し、強く撹拌する
④ 血性が強い検体の場合、非婦人科用ライシス液（図5）で溶血操作後に沈渣のみを適量バイアルへ懸濁する

主な検体種の検体処理方法について次頁に示す。

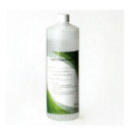
図4　ダイルート液

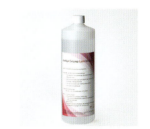
図5　非婦人科用ライシス溶液

（写真提供：ロシュ・ダイアグノスティックス株式会社）

# 1 婦人科検体／口腔検体

【細胞採取方法】採取には様々な器具を使用できます。各採取器具の添付文書に沿った適切な細胞採取を実施してください。

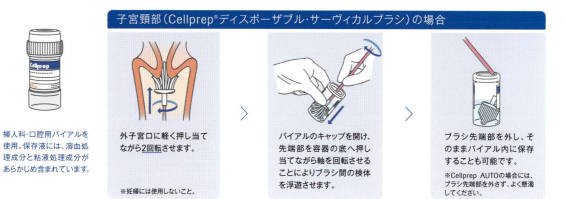

子宮頸部（Cellprep®ディスポーザブル・サーヴィカルブラシ）の場合

婦人科・口腔用バイアルを使用。保存液には、溶血処理成分と粘液処理成分があらかじめ含まれています。

外子宮口に軽く押し当てながら2回転させます。

※妊婦には使用しないこと。

バイアルのキャップを開け、先端部を容器の底へ押し当てながら軸を回転させることによりブラシ間の検体を浮遊させます。

ブラシ先端部を外し、そのままバイアル内に保存することも可能です。

※Cellprep AUTOの場合には、ブラシ先端部を外さず、よく懸濁してください。

（提供：ロシュ・ダイアグノスティックス株式会社）

# 2 泌尿器検体／髄液

【細胞採取方法】液状の検体は遠心操作後、沈渣のみをバイアルに懸濁します。検体に強い出血が認められる場合は、遠心操作後に非婦人科用ライシス溶液を十分量添加して溶血。その後、再遠心操作して沈渣のみをバイアルに懸濁します。

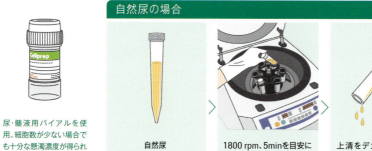
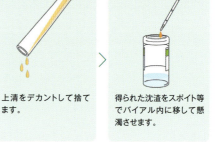

自然尿の場合

尿・髄液用バイアルを使用。細胞数が少ない場合でも十分な懸濁濃度が得られるように、保存液は10mLに設定されています。

自然尿

1800 rpm、5minを目安に遠心操作を行います。

上清をデカントして捨てます。

得られた沈渣をスポイト等でバイアル内に移して懸濁させます。

（提供：ロシュ・ダイアグノスティックス株式会社）

# 3 呼吸器検体

【細胞採取方法】採取には様々な器具を使用できます。各採取器具の添付文書に沿った適切な細胞採取を実施してください。

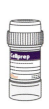
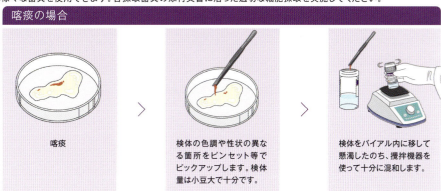

## 喀痰の場合

呼吸器用バイアルを使用。保存液には、粘液処理成分があらかじめ含まれています。

喀痰

検体の色調や性状の異なる箇所をピンセット等でピックアップします。検体量は小豆大で十分です。

検体をバイアル内に移して懸濁したのち、撹拌機器を使って十分に混和します。

---

【細胞採取方法】液状の検体は遠心操作後、沈渣のみをバイアルに懸濁します。検体に強い出血が認められる場合は、遠心操作後に非婦人科用ライシス溶液を十分量添加して溶血させた後、再遠心操作して沈渣のみをバイアルに懸濁します。

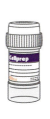
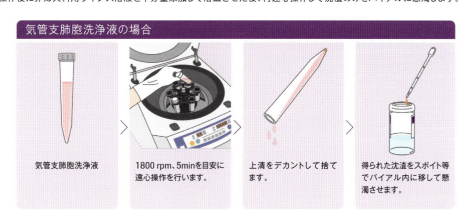

## 気管支肺胞洗浄液の場合

呼吸器用バイアルを使用。保存液には、粘液処理成分があらかじめ含まれています。

気管支肺胞洗浄液

1800 rpm、5minを目安に遠心操作を行います。

上清をデカントして捨てます。

得られた沈渣をスポイト等でバイアル内に移して懸濁させます。

(提供：ロシュ・ダイアグノスティックス株式会社)

## 4 穿刺吸引検体/体腔液材料

**【細胞採取方法】** 検体が少量の場合はそのままバイアルに吹き出し3～4回ポンピングして、検体を洗い出します。シストなど検体量が多い場合は、シリンジ内の検体を容器に移し遠心操作後に沈渣のみをバイアルに懸濁します。

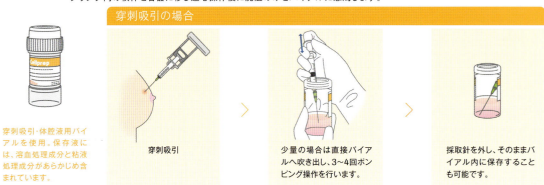

**【細胞採取方法】** 液状の検体は遠心操作後、沈渣のみをバイアルに懸濁します。検体に強い出血が認められる場合は、遠心操作後に非婦人科用ライシス溶液を十分量添加して溶血させた後、再遠心操作して沈渣のみをバイアルに懸濁します。

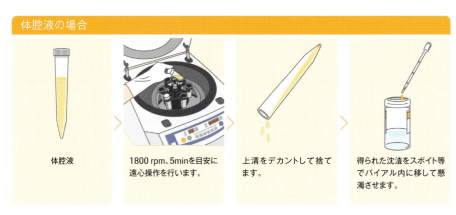

（提供：ロシュ・ダイアグノスティックス株式会社）

#### ダイルートによる粘性・細胞量調整

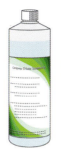

バイアルへ懸濁された細胞量が極端に多い場合や、塊状の粘液が認められる場合には、ダイルート溶液を添加してよく混和することで、塗抹細胞量を最適にすることができます。

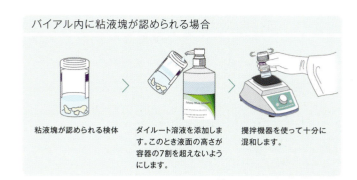

（提供：ロシュ・ダイアグノスティックス株式会社）

#### ライシス溶液による溶血操作

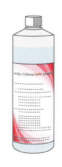

採取した検体に強い出血が認められる場合、バイアルへ懸濁する前に溶血操作を行い赤血球の影響を軽減します。

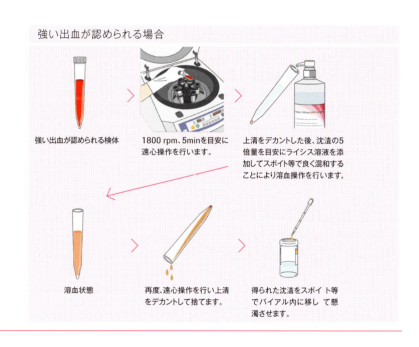

（提供：ロシュ・ダイアグノスティックス株式会社）

### 3）検体の保存・保管

　Cellprep® バイアルに採取された検体の製造元が保証する保存可能期間は、適正な検体量の場合で常温で2ヵ月、冷蔵で3ヵ月である。バイアルを保管する際には倒置せず高温多湿や直射日光を避けて保存・保管するよう留意する。

### 4）染色について

　Cellprep® バイアルに含まれる固定液成分は直接塗抹法で一般的に用いるエタノールをベースとしており、パパニコロウ染色において核・細胞質共に従来法同様の染色性が得られるよう調製されている。実運用上においても最小限の染色プロトコール調整にて従来法標本と共存させることが可能であり、各種検体へのLBCの段階的な導入を容易にしている。

　近年、免疫細胞化学染色を導入する施設が増加しつつあるが、Cellprep® 法では複数の標本スライド作製が可能であり、免疫細胞化学染色の導入が容易である。

# 第2章
# Cellprep® による細胞診判定の注意点

## 2-1 従来法との相違点

　Cellprep®LBC を的確に行うためには、4種類のバイアルの選択が重要である。
　喀痰には粘液が含まれているので粘液処理成分が含まれている「呼吸器」バイアルを使用する。関節液、胆汁などの粘液の多い検体にも「呼吸器」バイアルを用いる。

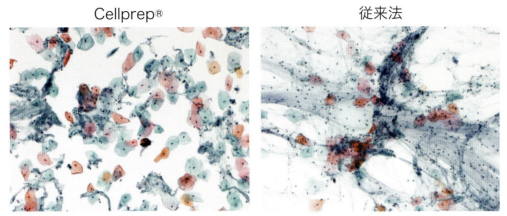

図1　喀痰：良性

　乳腺・甲状腺などの穿刺材料には粘液成分除去と共に溶血作用のある「穿刺吸引、体腔液」バイアルを使用する。赤血球を含む体腔液にも「穿刺吸引、体腔液」バイアルを使用する。血液成分が多い場合には、先に非婦人科用ライシス液を用いて溶血操作を行った後、沈渣をバイアルに移しかえる。

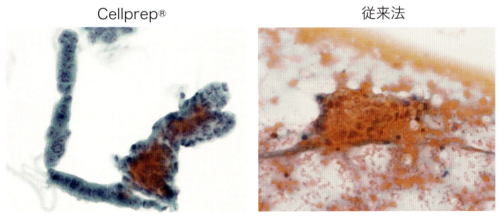

図2　乳腺：浸潤性乳管癌（硬癌）

　尿は細胞収縮を抑制する「尿、髄液」バイアルを使用する。髄液も同様に処理する。
　血尿など血液成分が多い場合には、先に非婦人科用ライシス液を用いて溶血操作を行った後、沈渣をバイアルに移しかえる。

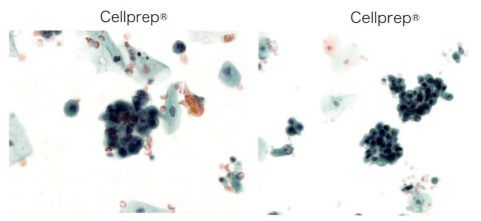

図3 自然尿：尿路上皮癌

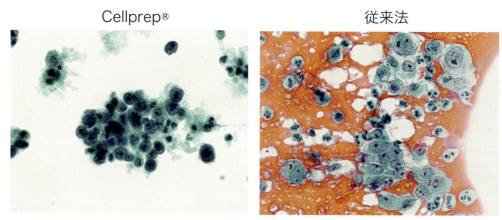

図4 体腔液：扁平上皮癌

口腔、舌など耳鼻科検体は、「子宮頸部、口腔」バイアルを用いる。HPV検査も可能である。

## 2-2 細胞所見の特徴

＊乾燥標本がない。

　膵管擦過、気管支擦過などの擦過材料は通常法で行うと乾燥標本になることも少なくない。ブラシ先端を切断し、「穿刺吸引、体腔液」バイアルにいれることで、乾燥することなく、豊富に細胞を回収することができる。

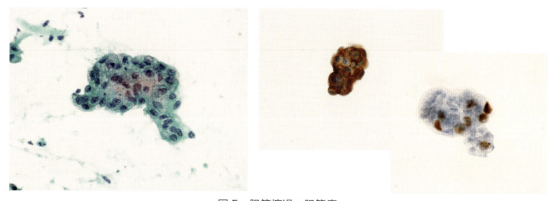

図5 胆管擦過：胆管癌

＊背景はきれいで、壊死は少なく、炎症細胞は集塊状になる。
　バイアルを用いて粘液処理、溶血が行われるので通常法に比べて背景はきれいである。壊死や炎症細胞は全てが除去されるわけではないが、量的に減少する。標本内に壊死、炎症細胞を認めた場合にはもとの程度を推定する必要がある。また、炎症細胞は集塊状で出現する。

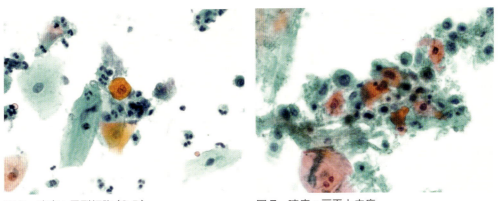

図6　喀痰：異型細胞（C-D）　　　　図7　喀痰：扁平上皮癌

＊婦人科細胞診と異なり、一般細胞診においては大集塊で採取される検体が少なく、断片化される傾向は少ないがやや配列が平面的になる。集塊では特徴的な構造異型（流れ様配列、腺腔様配列など）を確認することができるので、組織型の判定は可能である。

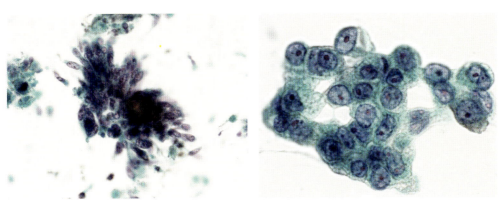

図8　肺腫瘍洗浄液：転移性肺癌（大腸癌）　　図9　膵液：膵管癌

＊Cellprep®LBCではクロマチン所見が明瞭に確認できる。耳鼻科検体など異型の弱い扁平上皮細胞のクロマチンも詳細に観察できる。
＊一般細胞診検体においては腺系腫瘍性疾患の診断に苦慮する場合が多い。組織球と腺癌との鑑別が困難な症例などである。
　クロマチンの一様性や核異型などを仔細に観察し、鑑別を行う必要がある。

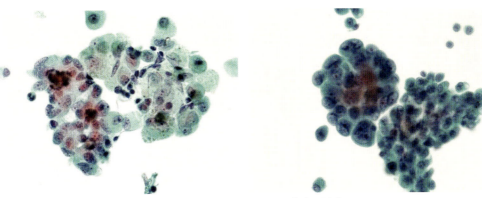

図10　胸水：組織球　　　　　　図11　胸水：腺癌

＊一般細胞診は従来法においても、良悪の鑑別、組織型判定が困難な症例は多く、このような場合、免疫細胞化学染色を施行することがあった。従来法においては検体が残存しないので、細胞転写法など煩雑な手順をとって免疫染色を施行してきた。Cellprep®LBC では、バイアル内に一定期間検体を保存しておけるため、診断困難例においては、後日標本作製したうえで免疫染色を施行することができる。平面的に塗抹され、細胞が重なることが少ないので免疫染色の判定も容易である。

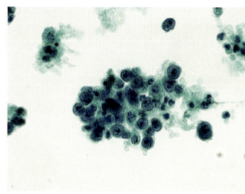 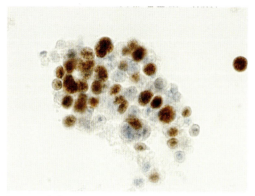

図12　胸水：扁平上皮癌　　　　　　　　図13　胸水：扁平上皮癌（P40 免疫染色）

## 2-3　判定と診断報告

- 診断報告は従来法と変わらない。免疫染色の結果を併記したうえで細胞診最終結果として診断報告を行う。
- 尿は Cellprep®LBC のみの判定を行う。
- 穿刺材料は現在のところ、従来法と Cellprep®LBC の併用を行う。
- 液状検体（体腔液、髄液、関節液など）も基本、従来法と併用を行う。沈渣の少ない検体は Cellprep®LBC のみで判定する。

# 第3章
# Cellprep® の細胞像

## 3-1 呼吸器

### 呼吸器のLBC標本

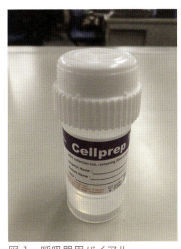

図1 呼吸器用バイアル

喀痰は、呼吸器用バイアル(図1)に入れよく攪拌することで、粘液が溶解され背景はクリアになる。炎症細胞は集塊状で出現するのが特徴である。

この呼吸器用バイアルは、胆汁、関節液など粘稠な検体にも使用し、細胞回収率を上げることが出来る。

### 症例1　良性
材料：喀痰　年齢・性別：50歳代・男性　臨床経過：検診

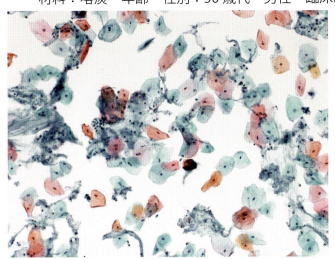
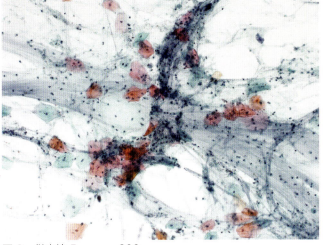

図1　Cellprep® Pap　x200　　　　　　　　図2　従来法Pap　x200

粘液は溶解され、炎症細胞は集塊として出現するため、スクリーニングは容易である。

### 症例2　良性(集検判定区分B)
材料：喀痰　年齢・性別：60歳代・男性　臨床経過：検診

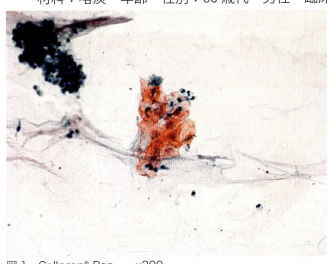
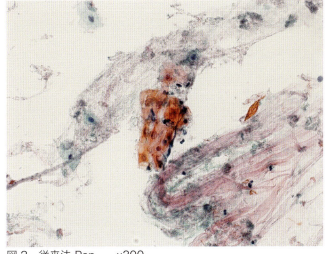

図1　Cellprep® Pap　x200　　　　　　　　図2　従来法Pap　x200

やや核増大を示す細胞を認めるが、クロマチンの増量はない。

## 3-1 呼吸器

### 症例3　異型細胞（集検判定区分 C-D）
材料：喀痰　年齢・性別：50歳代・男性　臨床経過：検診

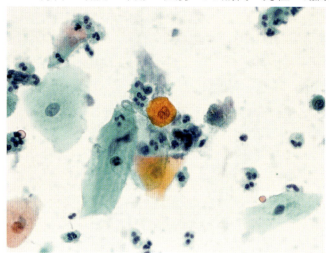
図1　Cellprep® Pap　　x400

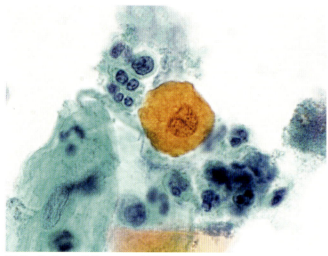
図2　Cellprep® Pap　　x1000

　細胞質はやや厚く、オレンジ好染の類円形細胞を認める。核はやや増大しているが、クロマチンの増量は著明でない。核内所見が明瞭なため、観察は容易である。
　判定は集検判定区分 C-D とした。

　異型細胞が少数であり、C か D か判定に苦慮することがある。C 判定とすれば 6 か月以内の追加検査となり、D 判定とすれば直ちに精密検査となる。癌の見落としを防ぐためには D 判定としたほうがよい。

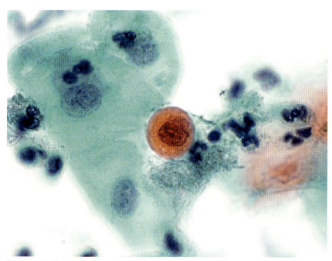
図3　Cellprep® Pap　　x1000

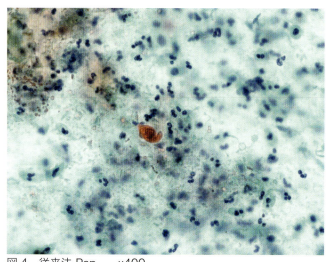
図4　従来法 Pap　　x400

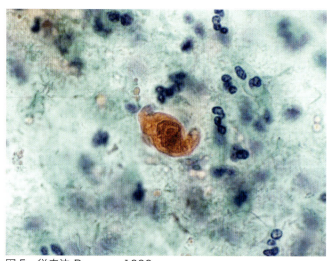
図5　従来法 Pap　　x1000

## 3-1 呼吸器
### 症例4　扁平上皮癌
材料：喀痰　年齢・性別：70歳代・男性　臨床経過：胸部異常陰影

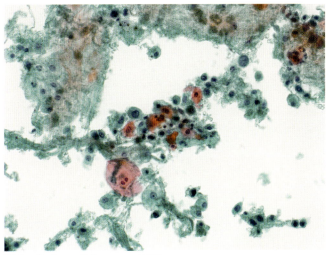

図1　Cellprep® Pap　x200

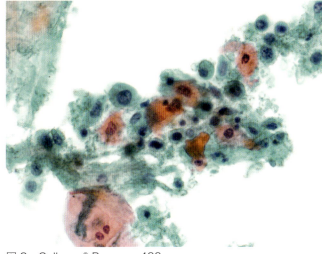

図2　Cellprep® Pap　x400

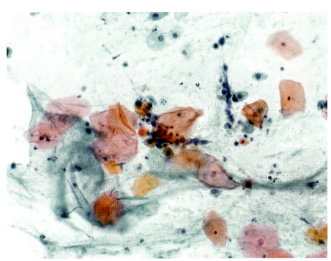

図3　従来法 Pap　x200

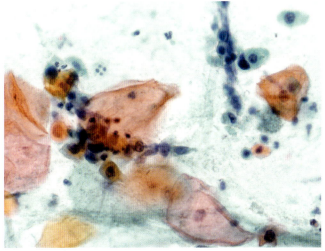

図4　従来法 Pap　x400

　喀痰標本では背景に壊死を伴うことがあるが、Cellprep®法においても量的に少なくなるものの壊死所見を確認することが出来る。

　細胞間結合は緩く、細胞は孤立散在性に出現し、多形性、多彩性に富む。単個で出現することもあり、個々の細胞所見は重要である。

　N/C比、クロマチンの増量、細胞質の重厚性などを、仔細に観察することが重要である。

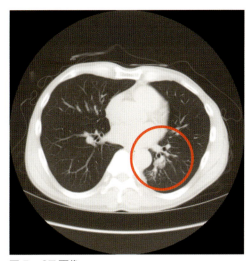

図5　CT画像

## 3-1 呼吸器
### 症例5　腺癌
材料：喀痰　年齢・性別：50歳代・女性　臨床経過：胸部異常陰影

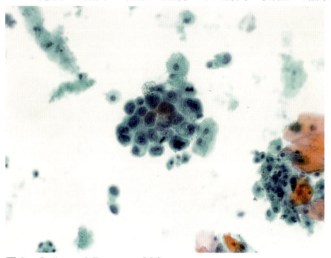

図1　Cellprep® Pap　×200

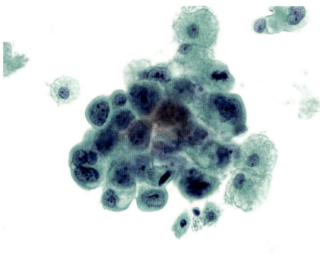

図2　Cellprep® Pap　×400

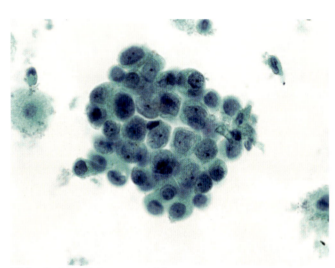

図3　Cellprep® Pap　×400

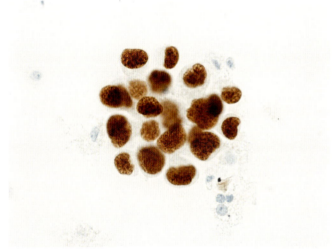

図4　Cellprep® TTF-1　×400

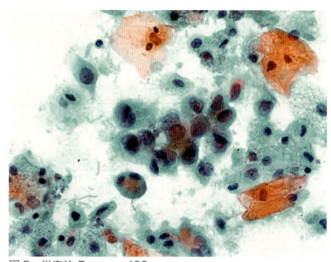

図5　従来法 Pap　×400

　従来法と同様、立体的かつ重積性のある細胞集団が出現し不規則な配列を示す。核は偏在傾向にあり、細胞質境界は不明瞭で空胞も認められる。
　従来法に比べて不規則重積が明瞭でなく、平面的配列を示す集団も認められる（図3）。背景に粘液がなく平面的な標本が作製できるため、喀痰材料でも免疫染色を活用することができる。

## 3-1 呼吸器
### 症例6　腺癌と組織球
材料：喀痰　年齢・性別：60歳代・女性　臨床経過：胸部異常陰影

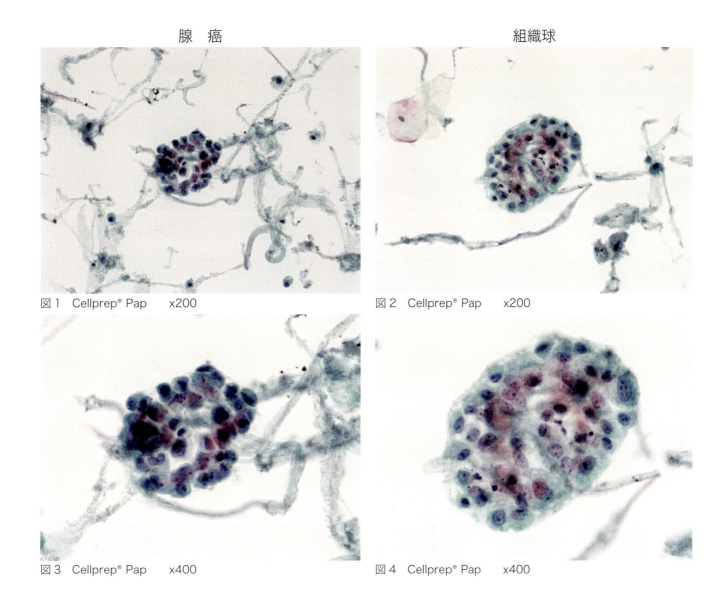

　腺癌は立体的かつ不規則な配列を示し、細胞質境界は不明瞭である。N/C比は高く、大小不同、核異型などを認める。核小体は明瞭でクロマチンは不均一である。
　集簇した組織球は不規則に配列しているが、やや平面的である。細胞質境界は不明瞭で大小不同を認める。核は偏在傾向にあり核小体は明瞭である。

〈腺癌細胞と組織球の鑑別点〉
　①組織球は不規則な配列を示すが重積が少ない。
　②組織球の細胞質は境界不明瞭だが個々の細胞質は鑑別できる。
　③組織球のN/Cは低く、クロマチンの増量が少ない。
　④組織球も大小不同や核の偏在傾向は認める。

## 3-1 呼吸器

### 症例7　小細胞癌
材料：喀痰　年齢・性別：70歳代・男性　臨床経過：胸部異常陰影

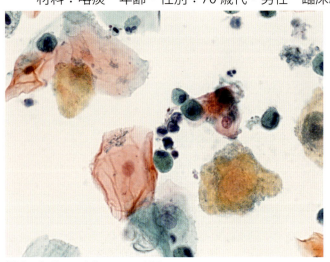

図1　Cellprep® Pap　　x400

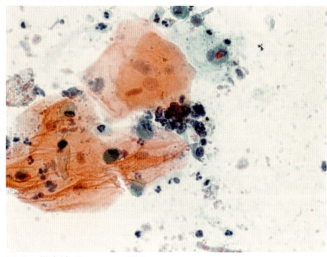

図2　従来法 Pap　　x400

背景がきれいになるので、個々の細胞所見は明瞭になるが、壊死所見などは乏しくなるので個々の細胞を観察するなど慎重なスクリーニングが求められる。

### 症例8　小細胞癌
材料：喀痰　年齢・性別：60歳代・男性　臨床経過：胸部異常陰影

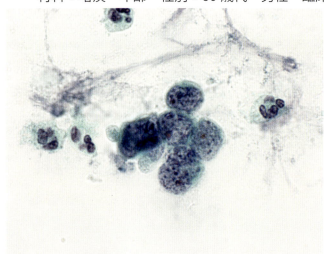

図1　Cellprep® Pap　　x1000

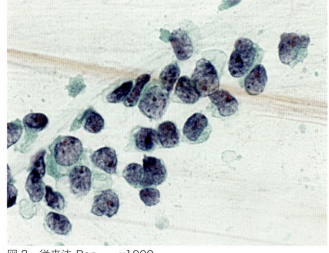

図2　従来法 Pap　　x1000

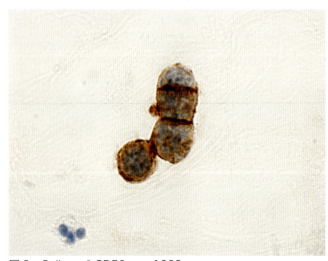

図3　Cellprep® CD56　　x1000

核所見、特にクロマチン所見が重要となる。
　神経内分泌腫瘍に特徴的である細〜粗な顆粒状クロマチンの密な分布が確認できる。核小体は小型不整形で不明瞭である。細胞質は薄く、乏しく、一見裸核様にみえる。また、細胞配列も従来法と同様に孤立性、一列縦隊、鋳型状の配列が観察される。

## 3-1 呼吸器
### 症例9　扁平上皮癌
材料：喀痰　年齢・性別：60歳代・男性　臨床経過：胸部異常陰影

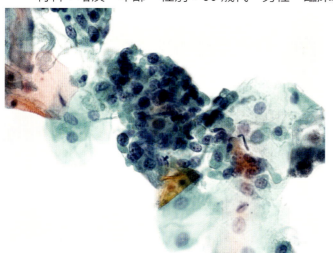

図1　Cellprep® Pap　　x400

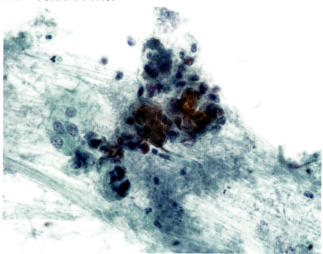

図2　従来法（喀痰）Pap　　x400

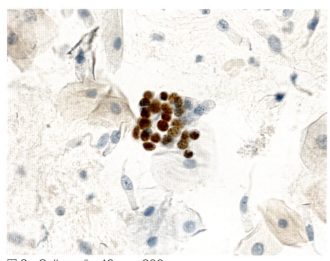

図3　Cellprep® p40　　x200

　小型異型細胞が出現。WHO分類第4版（2015）では免疫組織化学的にp40あるいはCK5/6を発現していれば、角化や細胞間橋がなくても、非角化型扁平上皮癌と分類することになっており、細胞診でも免疫染色による鑑別が可能である。

材料：気管支擦過（同患者検体）
　肺野末梢に発生した扁平上皮癌である。最近、末梢発生は肺扁平上皮癌全体の半数以上を占め、腺癌との鑑別を要する症例も増えている。
　細胞密度は高く、層状に配列、喀痰と同様に小形異型細胞の集団で出現している。細胞質境界やや明瞭で、大小不同を示し、核中心性である。
　末梢型肺扁平上皮癌には明瞭な核小体を有し、細顆粒状のクロマチンを呈し、淡い細胞質をもつ異型細胞も存在する。

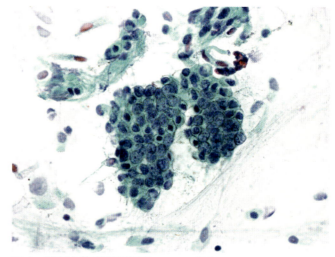

図4　従来法（気管支擦過）Pap　　x400

## 3-1 呼吸器
### 症例10 クリプトコッカス症
材料：喀痰　年齢・性別：70歳代・男性　臨床経過：検診

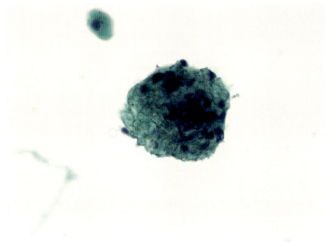

図1　Cellprep® Pap　　x400

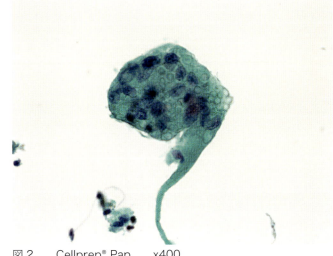

図2　Cellprep® Pap　　x400

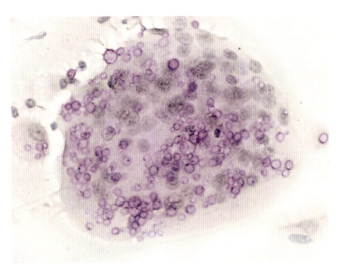

図3　Cellprep® PAS　　x400

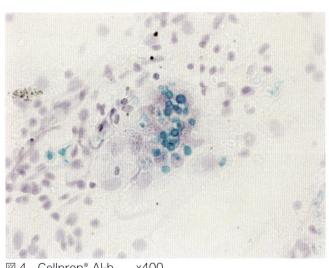

図4　Cellprep® Al-b　　x400

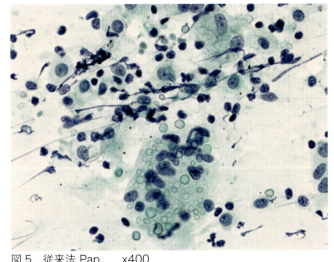

図5　従来法 Pap　　x400

　クリプトコッカスは酵母様真菌で、人畜共通感染症である。
　細胞診では組織球に貪食されていることが多い。無色透明な球状で、二重の厚膜を有している。菌体の染色にはPAS染色、アルシアン青染色、ギムザ染色などが有用である。
　真菌による感染症には他にアスペルギルス症やニューモシスチス肺炎などが挙げられる。
　一方、細菌による代表的な肺感染症は結核である。細胞診でも壊死、Langhans型巨細胞、類上皮細胞が揃えば結核感染を疑うことができる。

## 3-1 呼吸器
### 症例11 組織球
材料：肺捺印洗浄　年齢・性別：60歳代・男性　臨床経過：異常陰影

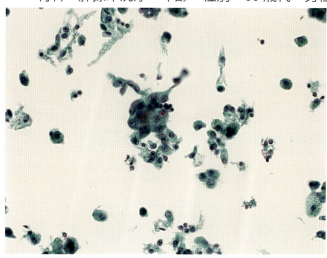

図1　Cellprep® Pap　x200

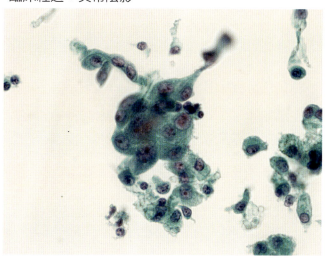

図2　Cellprep® Pap　x400

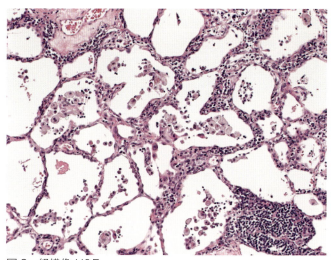

図3　組織像 H&E

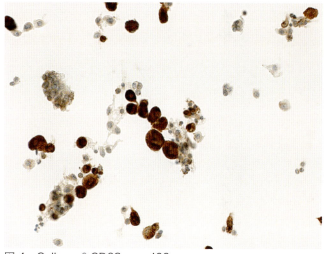

図4　Cellprep® CD68　x400

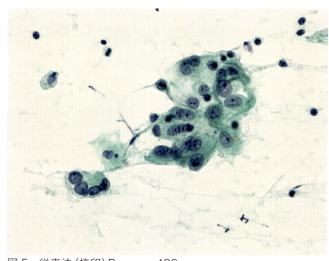

図5　従来法（捺印）Pap　x400

　図3の肺組織像は濾胞形成とリンパ球浸潤を伴う反応性変化病変である。

　炎症所見がある症例では異型を伴う組織球が出現することがある。大小不同や明瞭な核小体が認められるが、クロマチンの増量は少なく個々の細胞質を認めることができる。

　腫瘍捺印として提出された検体で、ごく少数のみの異型細胞を認める場合には慎重に判定する必要がある。

　また、免疫染色で確認することも可能である（図4）。

## 3-1 呼吸器

### 症例12　扁平上皮癌
材料：肺捺印洗浄　年齢・性別：70歳代・男性　臨床経過：異常陰影

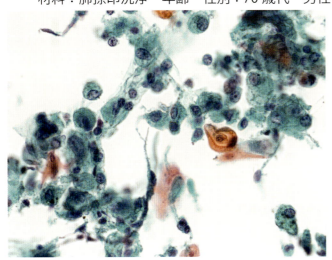

図1　Cellprep® Pap　　x400
背景はクリアになるが、壊死物質は存在する。

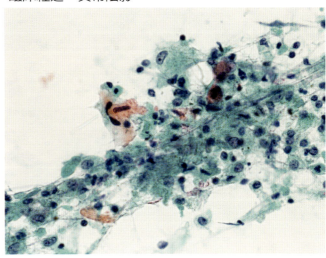

図2　従来法（捺印）Pap　　x400

### 症例13　扁平上皮癌（非角化）
材料：喀痰　年齢・性別：60歳代・男性

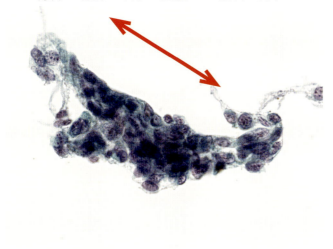

図1　Cellprep® Pap　　x400

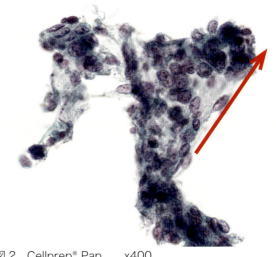

図2　Cellprep® Pap　　x400

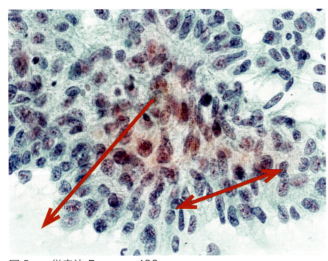

図3　従来法 Pap　　x400

　非角化型扁平上皮癌の細胞集塊では配列が鑑別点になる。細胞が長軸方向に流れるように配列、層状に重なるように配列するなどの特徴がある。細胞が並んで重積し、不規則配列を示す腺癌の所見とは異なる。

　鑑別困難な症例では特定不能非小細胞肺癌（NSCLC-NOS）とする。

　免疫染色の併用により診断確定できる症例も増える傾向にあり、LBC標本は有用である。

## 肺癌取扱い規約第7版と肺癌WHO分類第4版における腺癌の分類

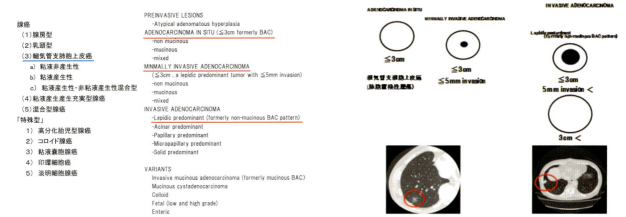

図1　肺癌取扱い規約第7版（左）とWHO分類第4版（右）　　図2　腺癌の分類とCT像

WHO分類第4版では、肺腺癌に腫瘍の大きさと浸潤領域の大きさによって上皮内腺癌（AIS）と微小浸潤性腺癌（MIA）の新しい分類が加わった。

AISとMIAは3cm以下の腫瘍で、CT上ではスリガラス陰影（GGO）を呈する。術前に細胞診のみでAISやMIAを明記することは避けたいが、肺胞上皮置換型腺癌の可能性を示唆することはできる。

### 上皮内腺癌（AIS）

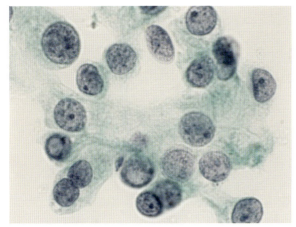

図3　従来法 Pap　x1000

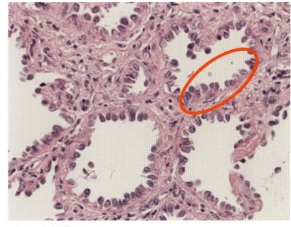

図4　組織像 H&E

### 肺胞上皮置換型腺癌

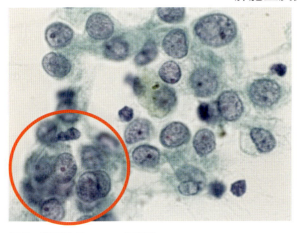

図5　従来法 Pap　x1000

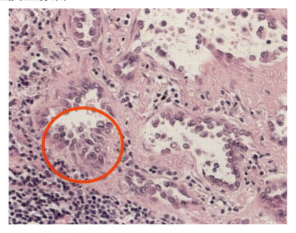

図6　組織像 H&E

AISやMIAと肺胞上皮置換型腺癌（Lepidic predominant adenocarcinoma）の鑑別には細胞の重積が重要である（図3、図5）。核の切れ込み、核内空砲など個々の細胞所見は、肺胞上皮置換型腺癌と同様である。肺胞上皮置換型腺癌はクララ細胞やⅡ型肺胞上皮細胞に類似する。

## 上皮内腺癌（AIS）と浸潤性腺癌の細胞像

上皮内腺癌（AIS）

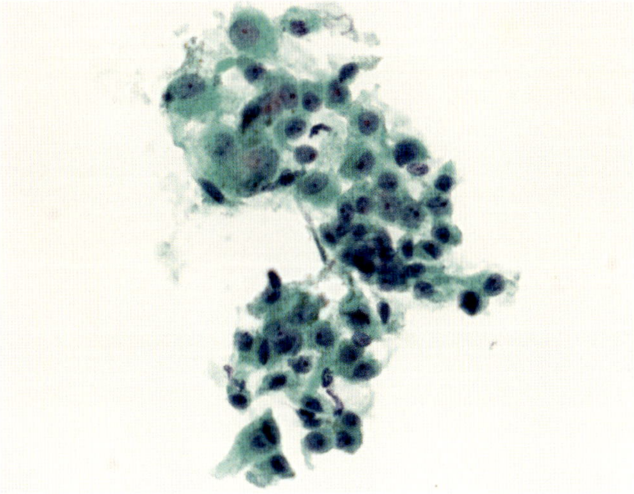

図1　Cellprep® Pap　x400

肺胞上皮置換型腺癌

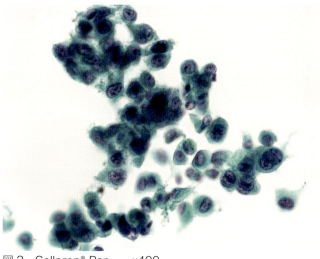

図2　Cellprep® Pap　x400

乳頭状腺癌

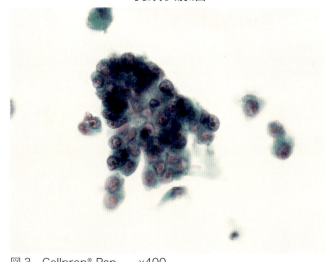

図3　Cellprep® Pap　x400

充実性腺癌

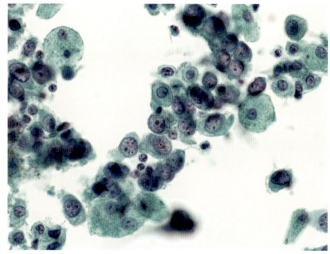

図4　Cellprep® Pap　x400

　肺腺癌では一つの症例で組織型に多様性があり、「混合型」の分類が多くなる。新分類では肺胞上皮置換性増殖優位型（Lepidic predominant -formerly non-mucinous BAC pattern）、腺房状増殖優位型（Acinar predominant）、乳頭状増殖優位型（Papillary predominant）、微小乳頭状増殖優位型（Micropapillary predominant）、充実性増殖優位型（Solid predominant）と分類する。
　腺房状増殖優位型は気管支上皮細胞に類似し、気管支腺に分化した細胞が腺管状に増殖する。
　乳頭状増殖優位型は線維血管間質を有する真の乳頭状構造と有さない偽乳頭状部分がみられることがある。
　微小乳頭状増殖優位型は新しい分類であり、予後と関係があることから優位でなくとも記載する必要がある。
　充実性増殖優位型は低分化な増殖形態を示し、腺癌と確定するために粘液染色、免疫染色を施行する場合がある。

## 浸潤性粘液腺癌（formerly mucinous BAC）

腺癌
(1) 腺房型
(2) 乳頭型
(3) 細気管支肺胞上皮癌
  a) 粘液非産生性
  b) 粘液産生性
  c) 粘液産生性・非粘液産生性混合型
(4) 粘液産生生充実型腺癌
(5) 混合型腺癌
「特殊型」
  1) 高分化胎児型腺癌
  2) コロイド腺癌
  3) 粘液嚢胞腺癌
  4) 印環細胞癌
  5) 淡明細胞腺癌

PREINVASIVE LESIONS
 -Atypical adenomatous hyperplasia
ADENOCARCINOMA IN SITU (≦3cm formerly BAC)
 -non mucinous
 -mucinous
 -mixed
MINMALLY INVASIVE ADENOCARCINOMA
 (≦3cm , a lepidic predominant tumor with ≦5mm invasion)
 -non mucinous
 -mucinous
 -mixed
INVASIVE ADENOCARCINOMA
 -Lepidic predominant (formerly non-mucinous BAC pattern)
 -Acinar predominant
 -Papillary predominant
 -Micropapillary predominant
 -Solid predominant
VARIANTS
 Invasive mucinous adenocarcinoma (formerly mucinous BAC)
 Mucinous cystadenocarcinoma
 Colloid
 Fetal (low and high grade)
 Enteric

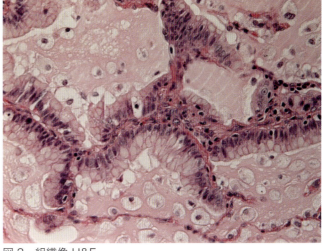

図1 肺癌取扱い規約第7版（左）とWHO分類第4版（右）　　図2 組織像 H&E

大型で平面的なシート状集団で出現し、配列は規則的で極性がある。

高円柱状の細胞、明瞭な細胞境界、細胞質内の粘液、核の切れ込みや「しわ」を認め、クロマチンの増量は軽度である（図2）。

穿刺材料では、異型細胞は採取されずに組織球と粘液のみが出現することがあり、注意を要する。また、その場合には臨床科にその旨を伝える。細胞所見のみで肺内転移、浸潤の有無を推定することは困難な症例も多く、予後推定は困難である。

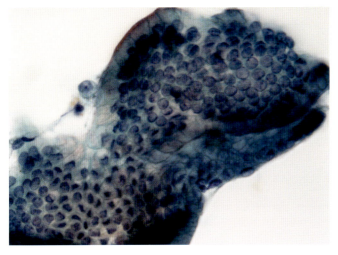
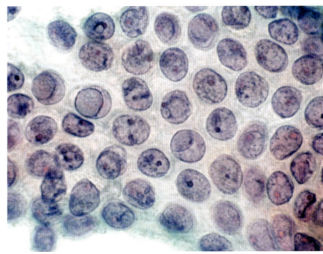

図3 従来法 Pap　x200　　図4 従来法 Pap　x1000

免疫染色では肺腺癌で高率に陽性となる TTF-1、NapsinA が陰性の症例が多い。CK20陽性の症例も少なくない。MUC5AC、MUC6陽性を示し、膵癌の転移との鑑別が困難な症例にも遭遇する。

## 3-1 呼吸器

### 症例14　腺癌（粘液型）
材料：肺腫瘍洗浄液　年齢・性別：50歳代・女性　臨床経過：検診

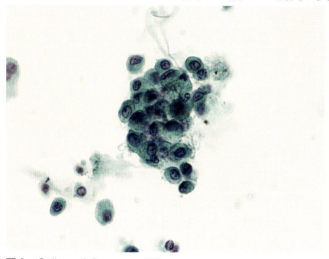

図1　Cellprep® Pap　x400

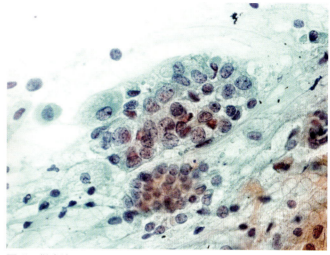

図2　従来法 Pap　x400

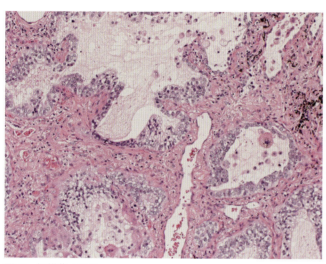

図3　組織像 H&E

浸潤性粘液腺癌には細胞所見は大きく変わらないが、間腔に多く粘液を貯留する型（症例14）と細胞質内に多く粘液を含む型（症例15）がある。

### 症例15　腺癌（粘液型）
材料：肺腫瘍洗浄液　年齢・性別：60歳代・男性　臨床経過：異常陰影

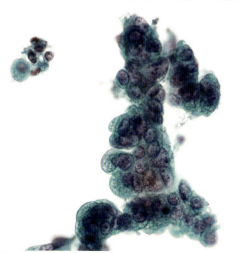

図1　Cellprep® Pap　x400

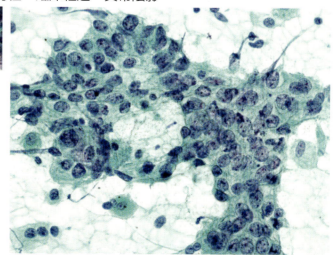

図2　従来法 Pap　x400

## 特殊型腺癌

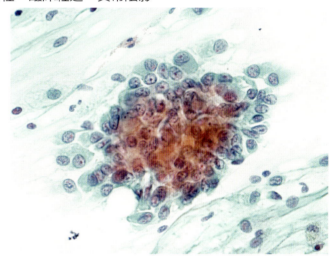

図1　肺癌取扱い規約第7版（左）とWHO分類第4版（右）

WHO分類第4版では、「特殊型」の印環細胞癌・淡明細胞腺癌がなくなり、腸型（Enteric type）が追加された。大腸癌の既往のない症例としているが、大腸癌と類似した細胞所見を呈し、鑑別点はCK7陽性となれば、肺原発と推定できる。

ALK陽性肺癌には粘液を含む細胞からなる場合も認めるため、記載は重要と考える。

### 症例16　腺癌（ALK陽性腺癌）
材料：肺腫瘍洗浄液　年齢・性別：60歳代・男性　臨床経過：異常陰影

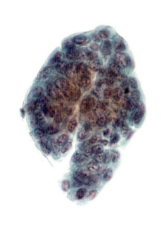

図1　Cellprep® Pap　　x400

図2　従来法 Pap　　x400

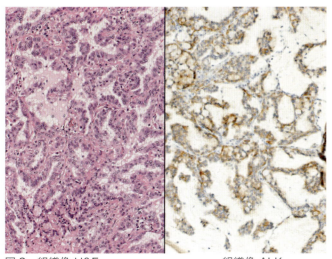

図3　組織像 H&E　　　　組織像 ALK

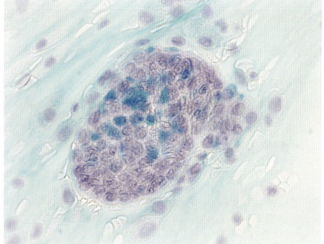

図4　従来法 PAS　　x400

細胞質内に粘液を含む細胞を認める。

## 3-1 呼吸器
### 症例17 大細胞癌

材料：肺腫瘍洗浄液　年齢・性別：60歳代・男性　臨床経過：異常陰影

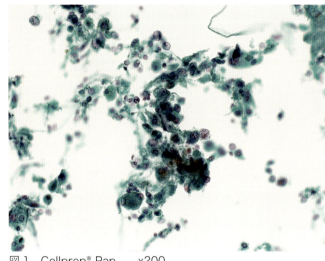

図1　Cellprep® Pap　　×200

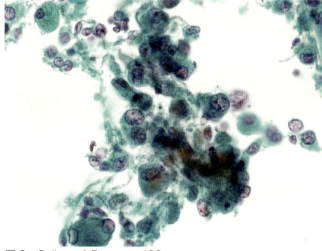

図2　Cellprep® Pap　　×400

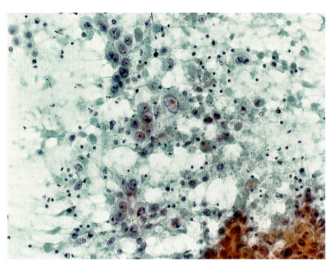

図3　従来法 Pap　　×200

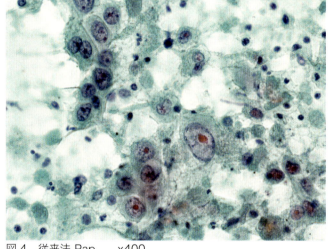

図4　従来法 Pap　　×400

　特異的な細胞所見はないが、緩く結合した集塊で出現し、細胞質が比較的豊富で、腫大した核小体を一個あるいは複数個認める。

　角化があれば扁平上皮癌に、粘液染色を施行し粘液を認めれば腺癌と診断できる。しかし、低分化な癌で組織型推定が困難な症例も少なくない。

　免疫染色を施行し、腺上皮・扁平上皮いずれのマーカーも陰性の症例は大細胞癌とするが、充実性腺癌の可能性も考慮し、EGFR遺伝子変異やALK融合遺伝子検索が併用される場合が多い。他に肉腫、リンパ腫、転移性腫瘍も鑑別に挙がる。

## 神経内分泌腫瘍

＊低悪性度神経内分泌腫瘍−定型的カルチノイド
　核分裂像が10高倍視野で0-1個
　（壊死は認めない。）

＊中間悪性度神経内分泌腫瘍−非定型的カルチノイド
　核分裂像が10高倍視野で2-10個
　（部分的に壊死を認める。）

＊高悪性度神経内分泌腫瘍（神経内分泌癌）
　核分裂像が10高倍視野で11個以上
　（広範に壊死を認める。）
　− 小細胞癌
　− 大細胞神経内分泌癌（WHO分類第4版では神経内分泌腫瘍に分類されるようになった）

### 症例18　大細胞神経内分泌癌
材料：肺腫瘍洗浄液　年齢・性別：60歳代・男性　臨床経過：異常陰影

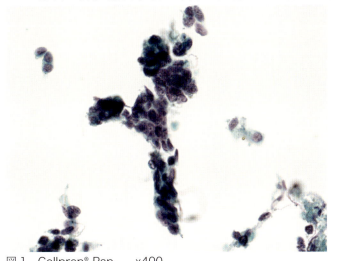
図1　Cellprep® Pap　　x400

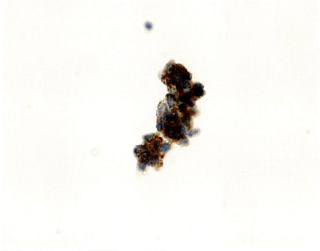
図2　Cellprep® CD56　　x400

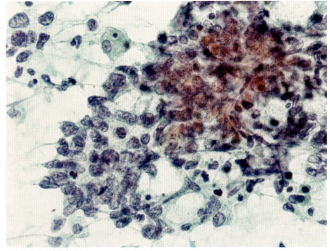
図3　従来法 Pap　　x400

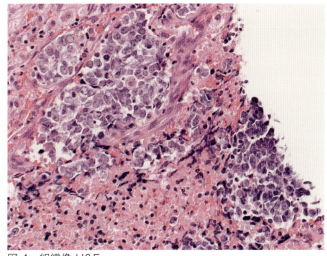
図4　組織像 H&E

小細胞癌に比べて細胞が集塊状、柵状に配列する。クロマチンは粗で疎な分布を示すが、核縁は薄い。核小体が明瞭な症例もある。

## 3-1　呼吸器
### 症例19　転移性肺癌（大腸癌）
材料：肺腫瘍洗浄液　年齢・性別：70歳代・男性　臨床経過：大腸癌

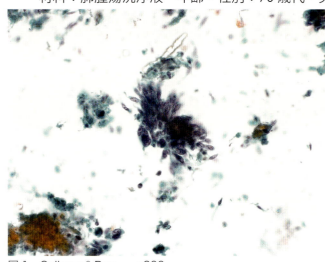
図1　Cellprep® Pap　x200

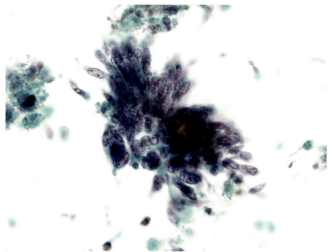
図2　Cellprep® Pap　x400

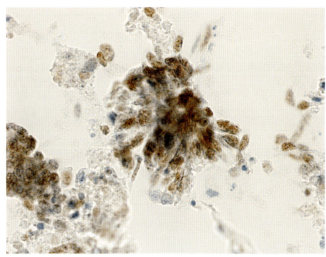
図3　Cellprep® CDX-2　x400

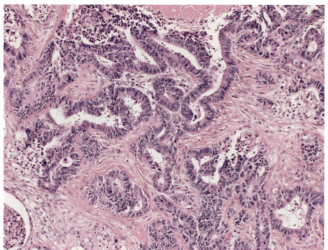
図4　組織像 H&E

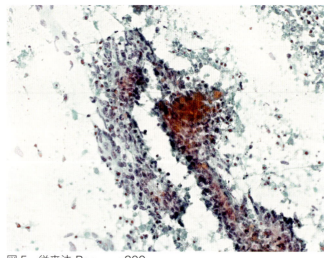
図5　従来法 Pap　x200

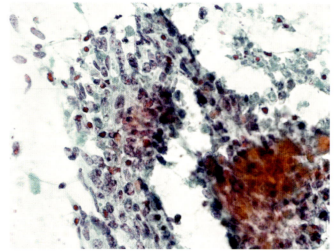
図6　従来法 Pap　x400

背景は壊死性である。核は高円柱状を呈し、索状、乳頭状に配列している。大腸癌の転移と推定できる。

## 3-1 呼吸器
### 症例20 転移性肺癌（腎細胞癌）
材料：肺腫瘍洗浄液　年齢・性別：60歳代・男性　臨床経過：腎癌

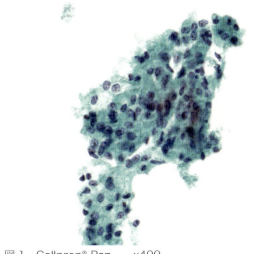

図1　Cellprep® Pap　×400

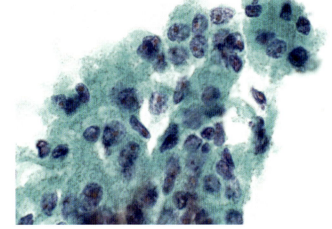

図2　Cellprep® Pap　×1000

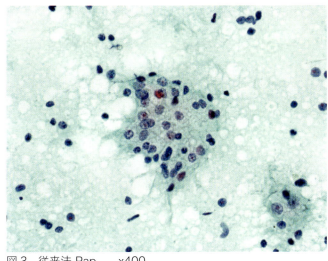

図3　従来法 Pap　×400

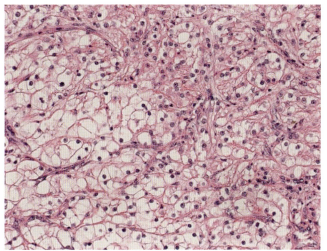

図4　組織像 H&E

細胞配列は平面的である。細胞質は豊富で細胞質境界は不明瞭、核は円形で核小体は明瞭である。腎細胞癌の転移と推定できる。

### 免疫染色による原発巣推定に有用な一次抗体

| 原発巣 | 一次抗体名 | | |
|---|---|---|---|
| 肺 | TTF-1 (+) | Napsin A (+) | P40 (+) |
| 甲状腺 | thyroglobulin (+) | TTF-1 (+) | |
| 乳腺 | GATA3 (+) | ER (+) | |
| 胃 | CDX-2 (+) | CK7 (+) | |
| 大腸 | CDX-2 (+) | CEA (+) | CK20 (+) |
| 腎臓 | PAX8 (+) | | |
| 尿路 | GATA3 (+) | | |
| 前立腺 | PSA (+) | | |
| 子宮 | PAX8 (+) | | |
| 膵臓 | MUC1 (+) | MUC5AC (+) | |

## 3-2 乳腺 FNA

### 穿刺吸引材料の LBC 標本

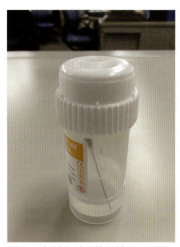

図1　穿刺吸引・体腔液用バイアル

　穿刺材料は基本的に従来法（ガラス吹き付け法など）を施行し、針内に残存した細胞を回収する目的で LBC を併用する。

　Cellprep® は注射針を入れたまま標本作製できるので安全である（図1）。また、溶血効果があり、背景の血液が除かれることから細胞所見が明瞭となる。

　良性疾患など採取細胞が少ない症例や背景所見が重要な症例では、LBC 法のみでは判定困難なこともある。

　従来法と LBC 法を併用することにより、正診率は向上する。

### 乳管癌

材料：乳腺穿刺　年齢・性別：40歳代・女性

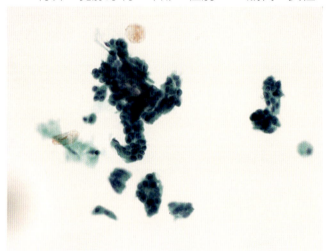

図2　Cellprep® Pap　　x200

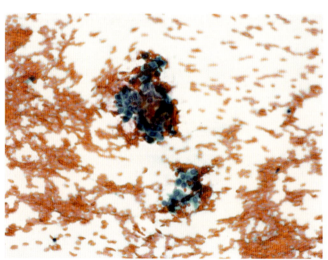

図3　従来法 Pap　　x200

### 線維腺腫

材料：乳腺穿刺　年齢・性別：50歳代・女性

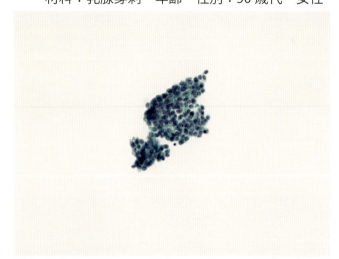

図4　Cellprep® Pap　　x200

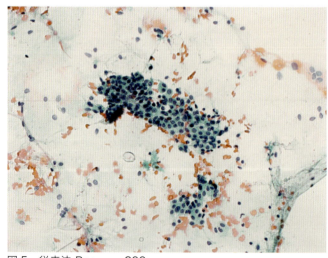

図5　従来法 Pap　　x200

## 3-2 乳腺 FNA

### 症例21 乳管癌
材料：乳腺穿刺　年齢・性別：40歳代・女性

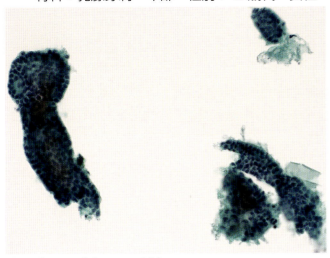

図1　Cellprep® Pap　　x200

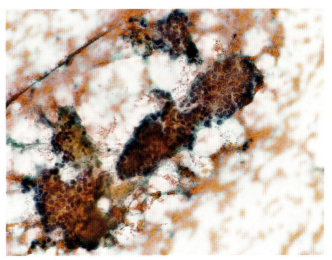

図2　従来法 Pap　　x200

### 症例22 乳管癌
材料：乳腺穿刺　年齢・性別：40歳代・女性　臨床経過：検診

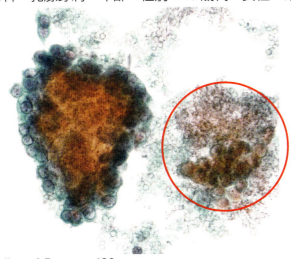

図1　Cellprep® Pap　　x400

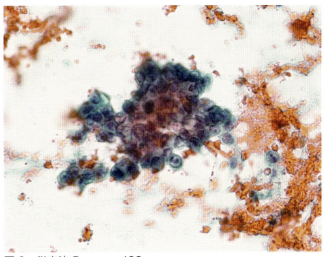

図2　従来法 Pap　　x400

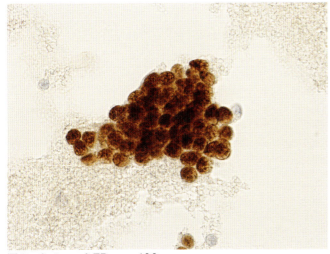

図3　Cellprep® ER　　x400

　血液成分の多い検体でもほとんどの場合背景はきれいになるが、溶血されず集塊として残る症例がある。このような場合でも、細胞には影響はなく判定可能であり、免疫染色も施行できる。しかし、ほとんどが血液成分の検体には溶血剤の追加を推奨する。

## 3-2 乳腺 FNA

### 症例 23　浸潤性乳管癌（硬癌）
材料：乳腺穿刺　年齢・性別：40 歳代・女性

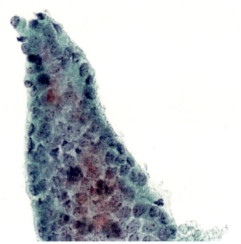

図1　Cellprep® Pap　x400

図2　従来法 Pap　x400

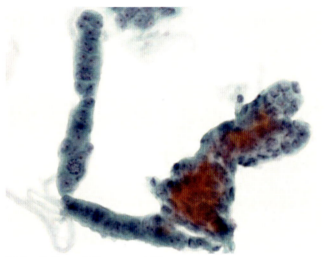

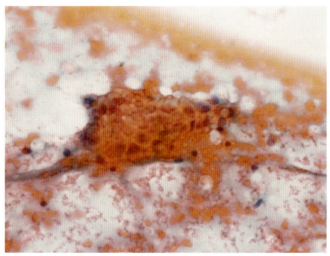

図3　Cellprep® Pap　x400

図4　従来法 Pap　x400

辺縁の形状が直線状の、細胞密度の増加した異型細胞集塊である。硬い間質に圧排されながら増生したものと考えられ、硬癌が推定される。

### 症例 24　小葉癌
材料：乳腺穿刺　年齢・性別：30 歳代・女性

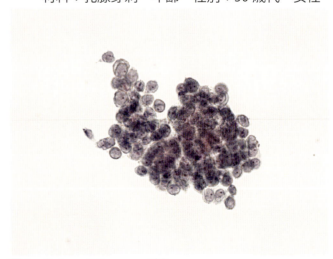

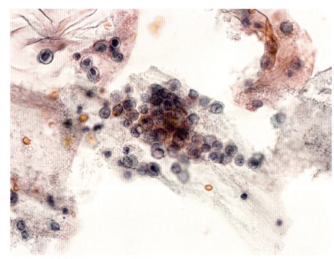

図1　Cellprep® Pap　x400

図2　従来法 Pap　x400

細胞は集簇する傾向にあるが、集塊の中の個々の細胞間には隙間があり、結合性の低下を示唆する。クロマチンは明るい。

## 3-2 乳腺 FNA

### 症例25 線維腺腫
材料：乳腺穿刺　年齢・性別：30歳代・女性　臨床経過：可動性良好な腫瘤

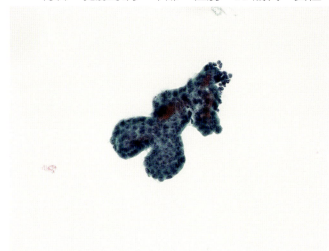

図1　Cellprep® Pap　　x200

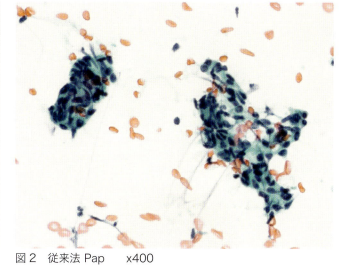

図2　従来法 Pap　　x400

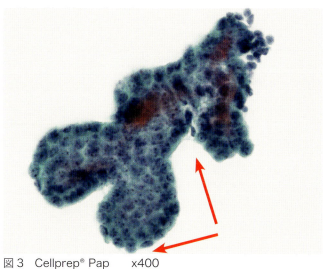

図3　Cellprep® Pap　　x400

　背景の双極裸核の所見は明らかでないが、集塊の周囲には筋上皮細胞が認められる（図3矢印）。小葉構造が保たれた集塊である。
　症例26では、二相性がやや不明瞭な増殖性乳管上皮細胞の集塊が認められる。明らかな異型はない。

### 症例26 線維腺腫
材料：乳腺穿刺　年齢・性別：40歳代・女性　臨床経過：境界明瞭な腫瘤

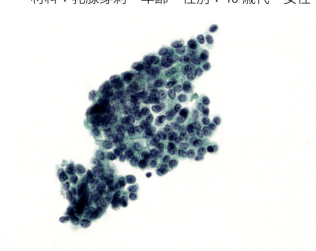

図1　Cellprep® Pap　　x400

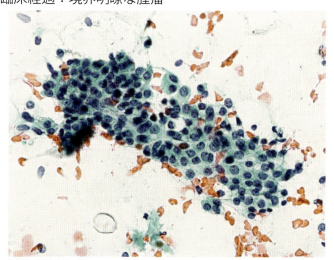

図2　従来法 Pap　　x400

## 3-2 乳腺 FNA

### 症例27　乳管内癌（DCIS）
材料：乳腺穿刺　年齢・性別：50歳代・女性　臨床経過：8mm大の低エコー領域

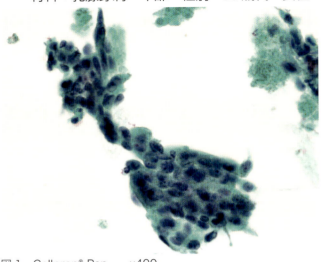

図1　Cellprep® Pap　x400

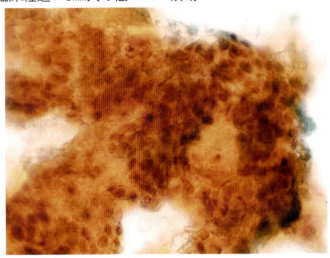

図2　従来法 Pap　x400

従来法では血液に覆われていて詳細な観察が困難であるが、Cellprep®法では細胞境界明瞭な小型異型細胞の集塊が認められる。

### 症例28　乳管内癌（DCIS）
材料：乳腺穿刺　年齢・性別：40歳代・女性　臨床経過：検診MMGにてカテゴリー3

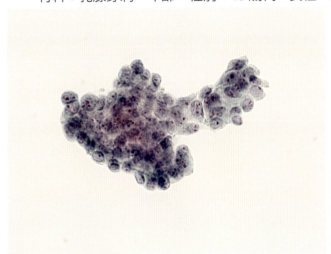

図1　Cellprep® Pap　x400

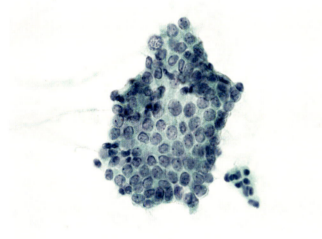

図2　Cellprep® Pap　x400

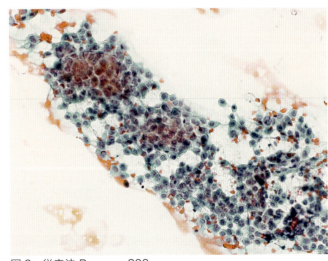

図3　従来法 Pap　x200

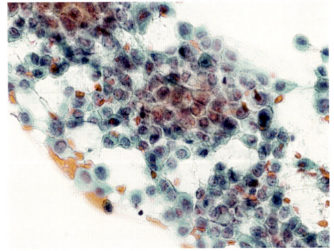

図4　従来法 Pap　x400

やや核小体の目立つ細胞密度の増加した異型細胞集塊を認める。微細なクロマチンが観察される。

## 3-3 甲状腺 FNA

### 症例29　乳頭癌

材料：甲状腺穿刺　年齢・性別：40歳代・女性

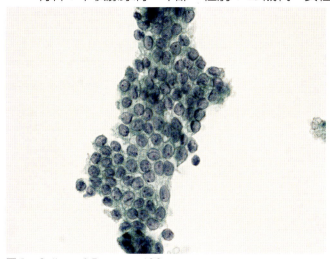

図1　Cellprep® Pap　　x400

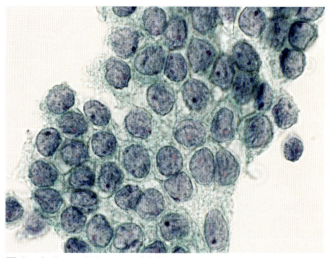

図2　Cellprep® Pap　　x1000

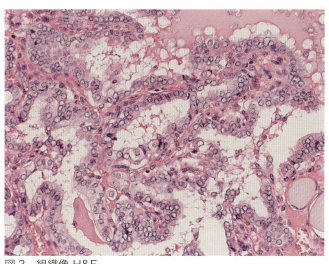

図3　組織像 H&E

乳頭癌に特徴的なすりガラス状核、核溝、核内細胞質内封入体などの核所見を認める。

Cellprep®法では細胞の重なりが少ないので、核所見が明瞭である。

背景の炎症性細胞やコロイドなどの所見は少なくなる。

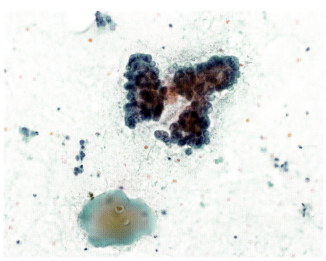

図4　従来法 Pap　　x200

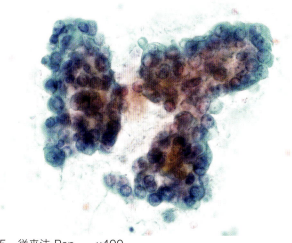

図5　従来法 Pap　　x400

## 3-3 甲状腺 FNA
### 症例30 未分化癌
材料：甲状腺穿刺　年齢・性別：60歳代・女性

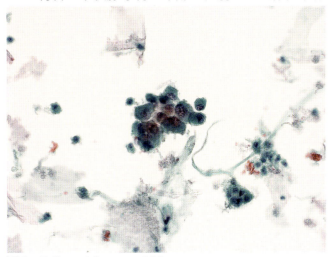

図1　Cellprep® Pap　x200

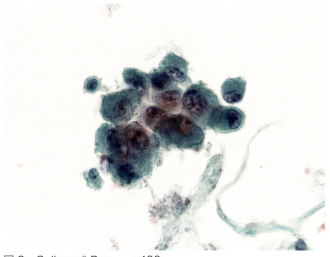

図2　Cellprep® Pap　x400

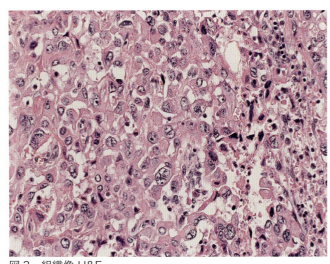

図3　組織像 H&E

背景に好中球、壊死を認める。結合の乏しい、異型の強い細胞が小集塊、散在性に出現する。核は大きく、クロマチンは増量し、核小体は明瞭である。

悪性と判定できるが、転移性腫瘍との鑑別は困難な症例もあり、臨床情報や免疫細胞化学染色が必要である。

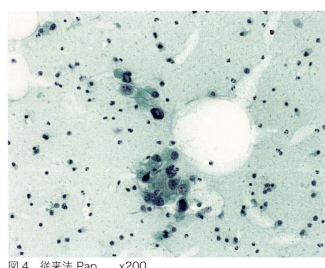

図4　従来法 Pap　x200

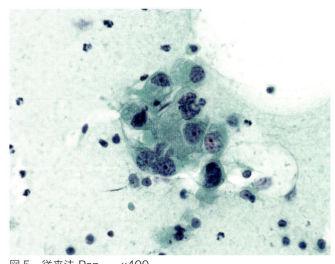

図5　従来法 Pap　x400

## 3-3 甲状腺 FNA

### 症例31　腺腫様甲状腺腫
材料：甲状腺穿刺　年齢・性別：60歳代・女性

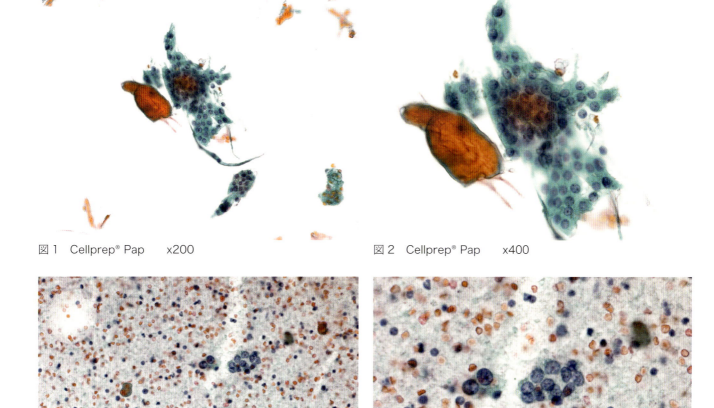

図1　Cellprep® Pap　　x200

図2　Cellprep® Pap　　x400

図3　従来法　　x200

図4　従来法　　x400

背景が特徴的な腫瘍であるが、Cellprep®標本では血液が少なくなり、炎症性細胞は集塊として出現する。コロイドの所見は残る。

### 症例32　腺腫様甲状腺腫
材料：甲状腺穿刺　年齢・性別：50歳代・男性

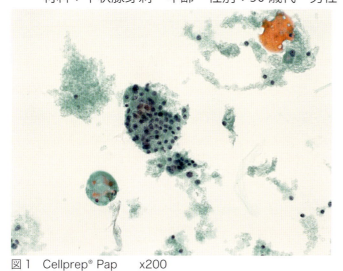
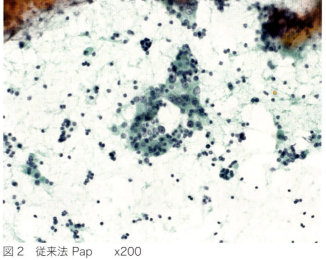

図1　Cellprep® Pap　　x200

図2　従来法 Pap　　x200

## 3-4 消化器
### 消化器領域（胆膵）の LBC 標本

　以前より、胆汁・膵液の正診率は高くなく、施設間差も大きい。細胞の変性、細胞回収率の低さ、異型の弱い小型悪性細胞の存在などが要因として挙げられる。胆汁など粘稠性が高く細胞回収率の低い検体には、粘液溶解作用が強い呼吸器用バイアル（図2）が有効である。

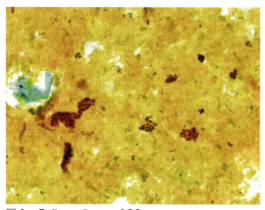
図1　Cellprep®　　x100

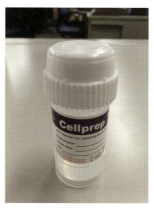
図2　呼吸器用バイアル

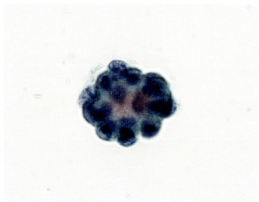
図3　従来法 Pap　　x1000

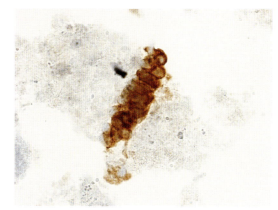
図4　Cellprep® CEA　　x400

異型が弱く判定困難な症例に免疫染色を試みることもできる。

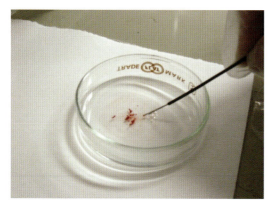
図5　EUS-FNA 細胞回収

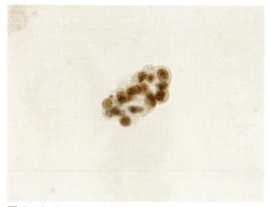
図6　Cellprep® S100P　　x400

　胆管や膵管擦過後、ブラシを洗浄し、パパニコロウ染色、免疫染色を施行することで、乾燥のない良好な標本作製が可能であり、異型が弱く判定困難な症例に有効である。
　近年、この領域に EUS-FNA が導入され、膵液ではほとんど経験がなかった症例の判定をする機会も増えた。やはり、免疫染色が有用になるので、組織片を回収後、Cellprep® バイアルに保存することを薦める。

## 日本臨床細胞学会研究班で提唱された貯留胆汁細胞判定基準

3項目すべて満たしたものを悪性と判定する
　①細胞集塊の判定基準
　　＊不規則な重積（シート状にみられない）
　　＊核の配列不整（核の極性の乱れや、核間距離の不整）
　　＊集塊辺縁の凸凹不整（ある程度の大きさの集塊にあてはめる）

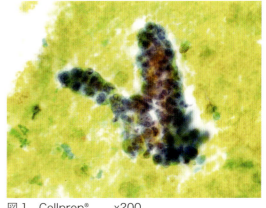

図1　Cellprep®　　x200

②個々の細胞の判定基準
　　＊核の腫大（正常核の約2倍以上。核の大小不同やN/C比の増大）
　　＊核形不整（核の切れ込みや不整）
　　＊クロマチンの異常（クロマチンの増量や不均等分布）

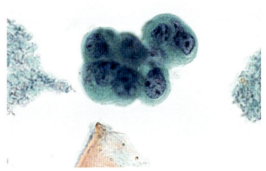

図2　Cellprep® Pap　　x1000

## 膵 EUS-FNA の判定基準

　＊核間距離の不整（不規則な配列、重積）
　＊核の腫大（核の大小不同、核密度の増加）
　＊核形不整（核の切れ込み、しわ）
　＊クロマチン異常
　＊核小体明瞭
　＊核内空胞

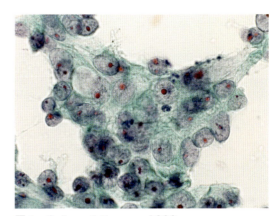

図1　Cellprep® Pap　　x1000

## 3-4 消化器

### 症例33 胆管癌
材料：胆汁　年齢・性別：60歳代・女性　臨床経過：黄疸

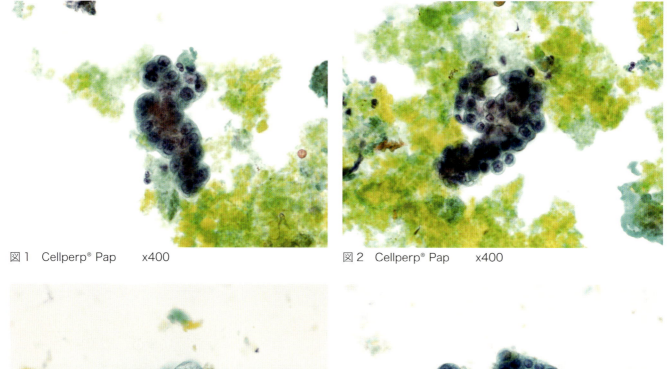

図1　Cellperp® Pap　　x400

図2　Cellperp® Pap　　x400

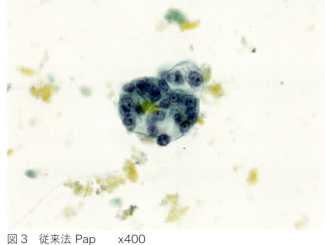

図3　従来法 Pap　　x400

図4　従来法 Pap　　x400

不規則重積も重要な鑑別所見だが、細胞密度の増加も鑑別点になる。

### 症例34 胆管癌
材料：胆汁　年齢・性別：60歳代・女性　臨床経過：黄疸

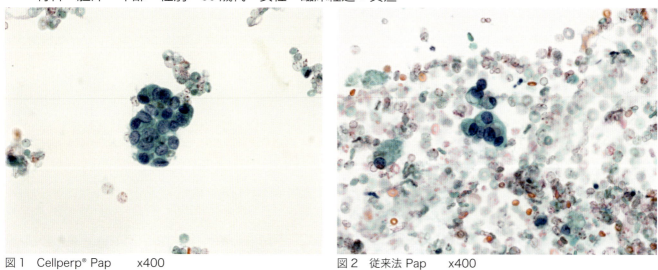

図1　Cellperp® Pap　　x400

図2　従来法 Pap　　x400

胆汁は変性しクロマチンの所見は観察しにくいが、個々の細胞のクロマチンパターンの不均一さは、鑑別所見になる。

## 3-4　消化器
### 症例35　胆管癌
材料：胆管擦過　年齢・性別：60歳代・男性　臨床経過：黄疸

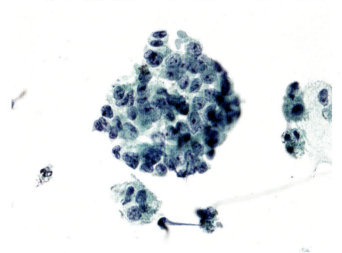

図1　Cellprep® Pap　　x400

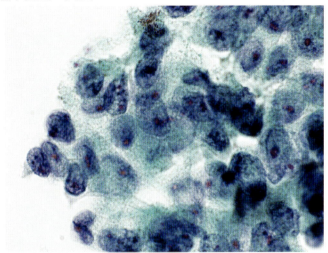

図2　Cellprep® Pap　　x1000

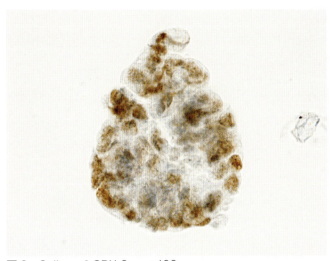

図3　Cellprep® CDX-2　　x400

ブラシ洗浄液においても、個々の細胞は従来法の細胞所見と類似している。

擦過細胞所見では核間距離の不規則性、配列不整が重要な鑑別所見となる。

Cellprep®バイアルを用いることにより免疫細胞化学染色も施行できる。

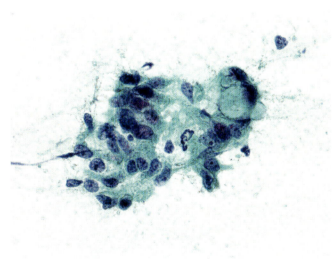

図4　従来法 Pap　　x400

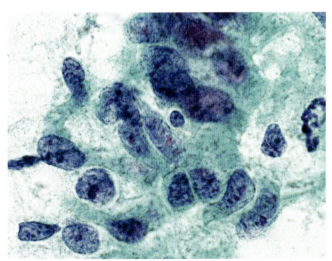

図5　従来法 Pap　　x1000

## 3-4　消化器
### 症例36　胆管癌

材料：胆管擦過（再水和法）　年齢・性別：60歳代・男性　臨床経過：黄疸

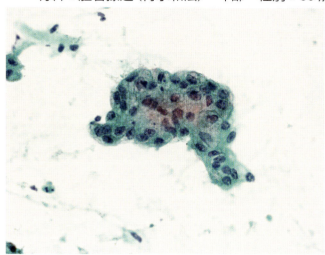

図1　Cellprep® Pap　　x400

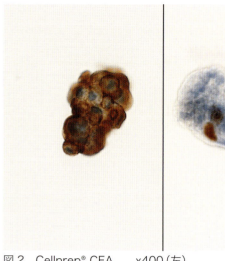

図2　Cellprep® CEA　　x400（左）
　　　Cellprep® P53　　x400（右）

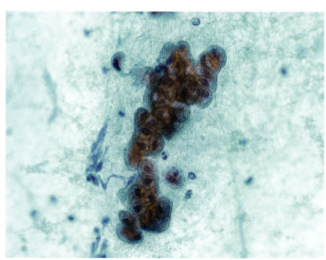

図3　従来法 Pap　　x400

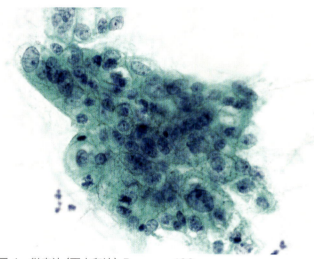

図4　従来法（再水和法）Pap　　x400

## 再水和法

＊再水和法
　①検体塗抹後、ドライヤーで直ちに乾燥
　②生理食塩水　10秒
　③95％エタノール固定
　④迅速Shorr染色

＊再水和法の利点
・一度乾燥固定をしているので短い固定時間でも　細胞が剥がれにくい。
・生理食塩水に入れると血液が除かれ、背景がクリアになり細胞が観察しやすい。
・乾燥標本はできない。

## 3-4 消化器
### 症例37 膵管癌
材料：胆管擦過　年齢・性別：70歳代・男性　臨床経過：膵管結節

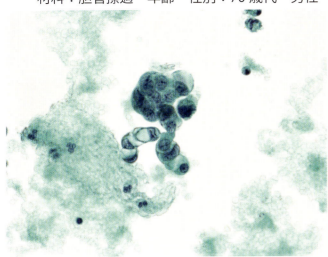

図1　Cellprep® Pap　　x400

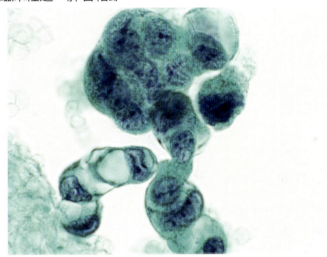

図2　Cellprep® Pap　　x1000

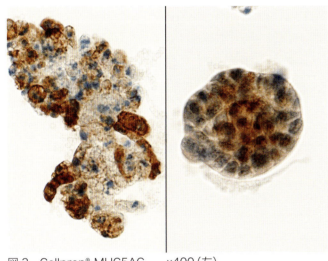

図3　Cellprep® MUC5AC　　x400（左）
　　　Cellprep® S100P　　x400（右）

細胞質内に粘液を含み不規則に重積する異型細胞の集塊を認める。

腺癌の判定は容易だが、膵癌の胆管浸潤か胆管癌かの鑑別が必要となる。各種MUCやS100Pの免疫染色を施行することで、鑑別可能となる。

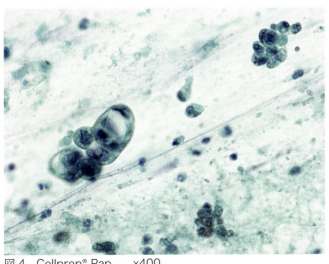

図4　Cellprep® Pap　　x400

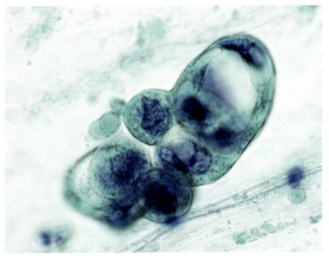

図5　Cellprep® Pap　　x1000

## 3-4 消化器

### 症例38 膵管癌
材料：膵液　年齢・性別：70歳代・男性　臨床経過：主膵管閉塞・拡張

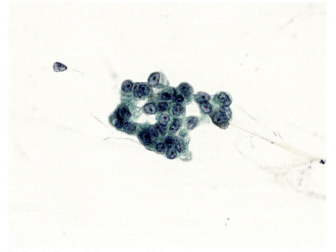

図1　Cellprep® Pap　×200

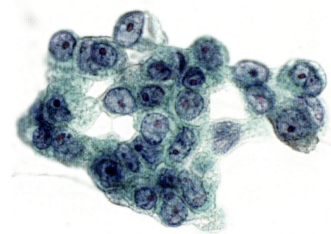

図2　Cellprep® Pap　×400

膵液も胆汁の判定基準を用いることができる。

### 症例39 膵管内乳頭粘液性腺癌（IPMC）
材料：膵液　年齢・性別：60歳代・男性　臨床経過：分枝膵管拡張

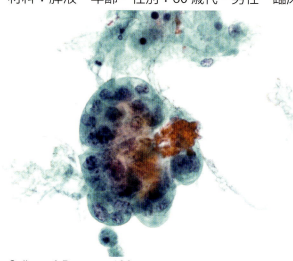

図1　Cellprep® Pap　×400

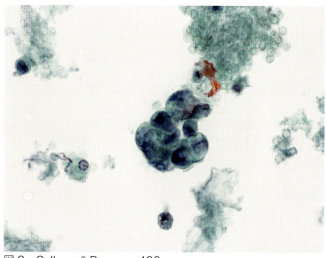

図2　Cellprep® Pap　×400

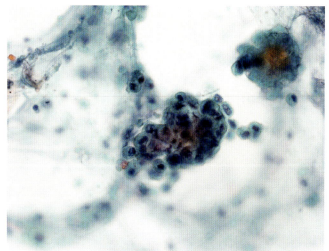

図3　従来法 Pap　×400

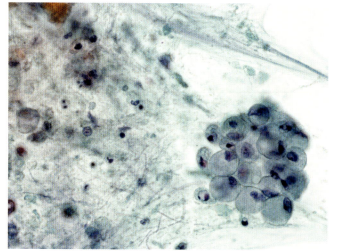

図4　従来法 Pap　×400

背景の壊死や粘液の所見は残る。細胞質内の粘液も観察することができる。

## 3-4 消化器
### 症例40 膵管内乳頭粘液性腺癌（IPMC）
材料：膵臓 EUS-FNA　年齢・性別：60歳代・女性　臨床経過：膵管拡張

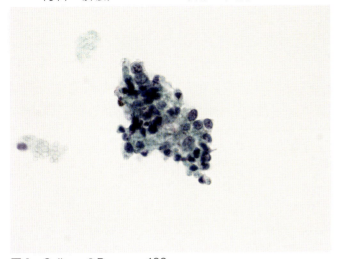

図1　Cellprep® Pap　x400

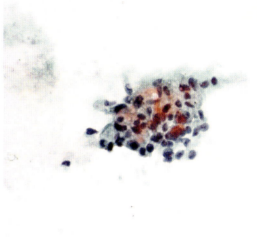

図2　Cellprep® Pap　x400

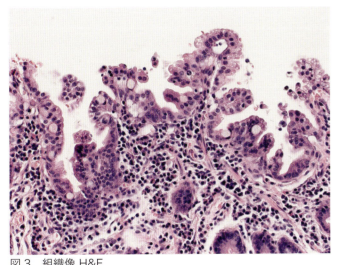

図3　組織像 H&E

膵 EUS-FNA においては IPMN が IPMA か IPMC かを鑑別することが困難な症例がある。IPMA の細胞が多数採取され IPMC の細胞を見落としてしまうことがあるからである。

穿刺材料においても、細胞質内に粘液を含む細胞を認めた症例では、膵液と同様慎重なスクリーニングを必要とする。

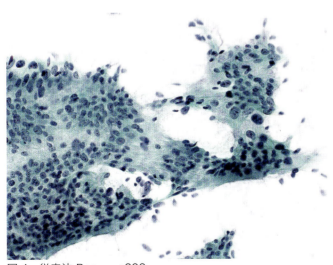

図4　従来法 Pap　x200

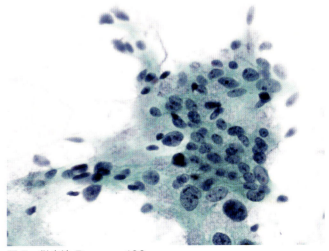

図5　従来法 Pap　x400

## 3-4　消化器
### 症例41　膵管癌
材料：膵臓 EUS-FNA　年齢・性別：60歳代・男性

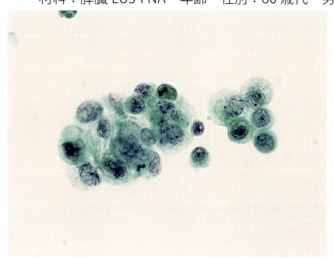

図1　Cellprep® Pap　　x400

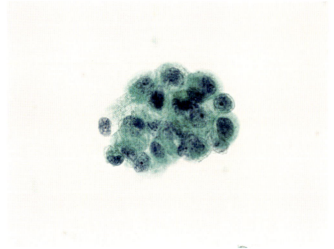

図2　Cellprep® Pap　　x400

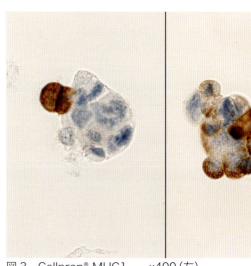

図3　Cellprep® MUC1　　x400（左）
　　　Cellprep® MUC5AC　x400（右）

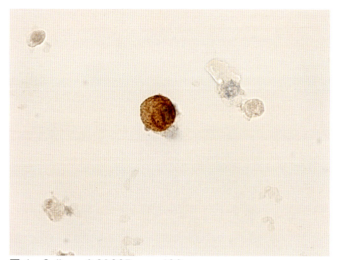

図4　Cellprep® S100P　　x400

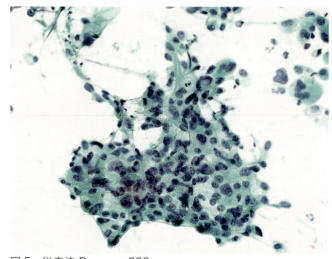

図5　従来法 Pap　　x200

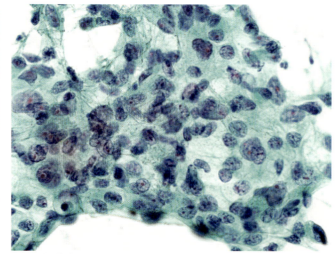

図6　従来法 Pap　　x400

穿刺材料を組織・細胞診に提出後、残りの沈渣をバイアルに保管することで鑑別困難な症例や転移癌の症例に免疫染色（図3、図4）を施行することが可能となる。

## 膵臓の小型円形細胞からなる腫瘍について

| 鑑別すべき疾患 | 免疫染色による組織型鑑別に有用な一次抗体 | | | |
|---|---|---|---|---|
| 内分泌腫瘍 | chromogranin A (+) | synaptophysin (+) | CD56 (+) | Ki-67 (+) |
| 腺房細胞癌 | trypsin (+) | chymotrypsin (+) | | |
| SPN | β-catenin (+) | CD10 (+) | KIT (+) | Vimentin (+) |

### 内分泌腫瘍

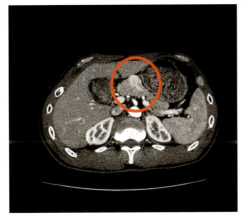

図1　CT画像
膵体部に20mm大の早期濃染、造影効果の遷延する腫瘍あり。

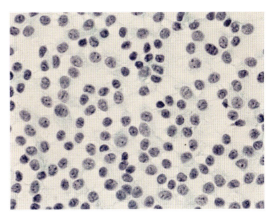

図2　従来法 Pap　x400

### 腺房細胞癌

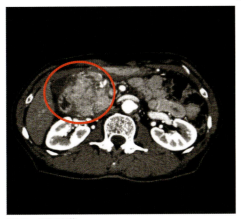

図3　CT画像
境界不明瞭で内部が不均一に濃染される60mm大の腫瘍あり（閉塞性黄疸の症状は乏しい）。

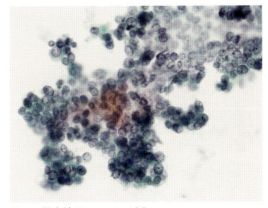

図4　従来法 Pap　x400

### SPN

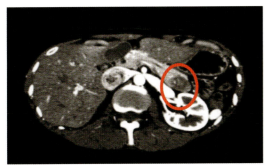

図5　CT画像
膵実質と比べると低吸収を呈する腫瘤あり。内部はやや不均一で、1mmほどの石灰化を伴う。

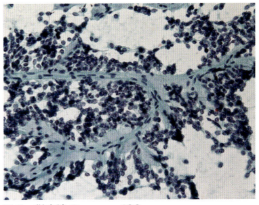

図6　従来法 Pap　x400

## 3-4 消化器
### 症例42 腺房細胞癌
材料：膵臓 EUS-FNA　年齢・性別：60歳代・女性

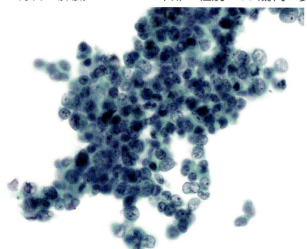

図1　Cellprep® Pap　x400

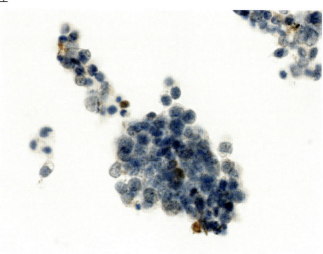

図2　Cellprep® トリプシン　x400

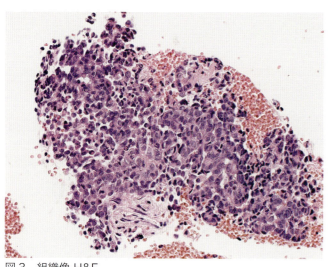

図3　組織像 H&E

比較的均一な小型円形細胞からなり、細胞は腺房状に配列しているが、シート状、乳頭状、小腺腔様配列もとることがある。

核小体が目立ち、細胞質が顆粒状である。

免疫染色ではトリプシンが有用である（図2）。

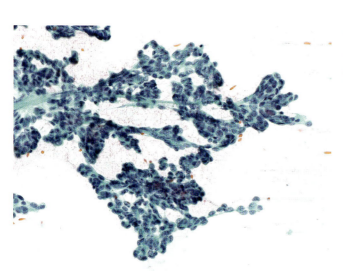

図4　従来法 Pap　x200

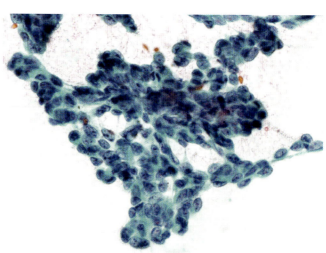

図5　従来法 Pap　x400

## 3-4 消化器
### 症例43 内分泌腫瘍（NET）
材料：膵臓 EUS-FNA　年齢・性別：60歳代・女性

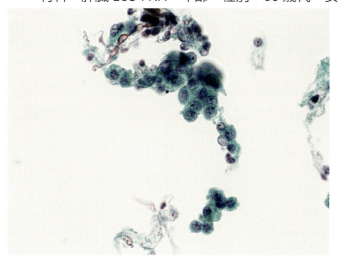

図1　Cellprep® Pap　　x400

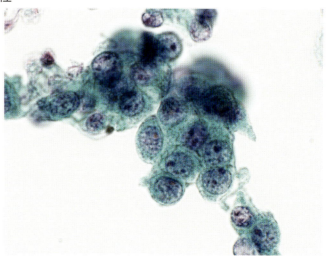

図2　Cellprep® Pap　　x1000

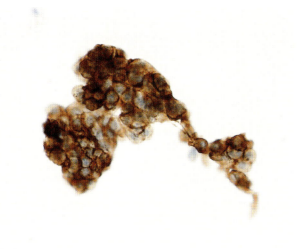

図3　Cellprep® CD56　　x400

結合性が低下した腫瘍細胞の集団が多数採取される。

核は小型で類円形、均一、クロマチンは 細〜粗顆粒状（ゴマ塩状）、核縁は薄く、細胞質は淡明、時に裸核状になる。

ロゼット様配列を認めることもある。

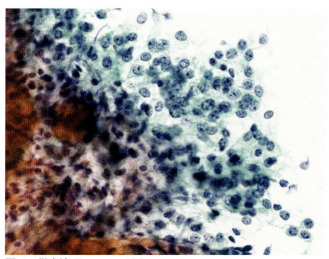

図4　従来法 Pap　　x400

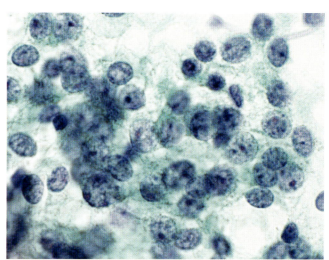

図5　従来法 Pap　　x1000

# 転移性膵腫瘍について

腎細胞癌

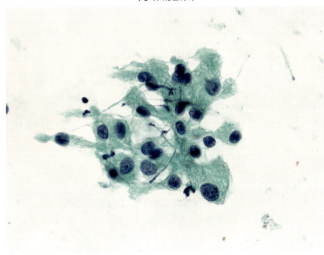

図1　Cellprep® Pap　x400

肺腺癌

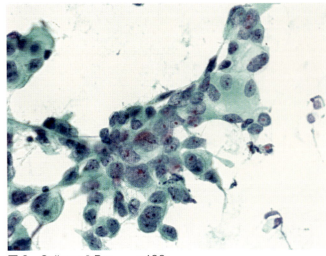

図2　Cellprep® Pap　x400

大腸癌

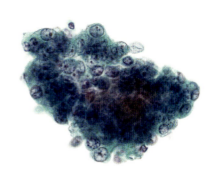

図3　Cellprep® Pap　x400

　膵EUS-FNAの判定には、画像診断・既往歴が重要となる。担癌患者の剖検例で転移性膵腫瘍の頻度は3～12％との報告もあり、稀ではない。原発巣の特徴的な細胞所見を認める症例もあるが、鑑別困難なことも少なくない。免疫染色を施行できるよう組織・細胞診提出後の検体はバイアルに保管することが望ましい。

**転移性膵腫瘍の原発巣の頻度**
　① 腎癌（30％）
　② 肺癌（20％）
　③ 乳癌、軟部腫瘍、大腸癌、悪性黒色腫など

## 転移性腎癌について

　原発巣の診断から転移性膵腫瘍の発見までの期間は、一般的に1～3年程度であるが、腎癌では5～20年以上経過してから出現することも多い（30％は原発部位と同時に発見）。
　単発性＞多発性、びまん性の場合より単発性の場合が多い。
　CT画像上の造影効果は原発巣に類似することが多い。

## 3-5 耳鼻口腔

### 耳鼻口腔領域の LBC 標本

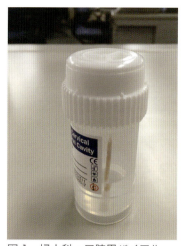

図1 婦人科・口腔用バイアル

耳鼻科検体でも口腔領域細胞診には、婦人科・口腔用バイアル(図1)を使用することにより HPV 検査が可能である。

綿棒擦過の細胞でも乾燥なく、染色性も明瞭に観察できる。

唾液腺穿刺吸引は乳腺、甲状腺同様、良性疾患で採取細胞数が少ない場合、背景の所見が不明瞭になる場合があるので注意を要する。

真 菌

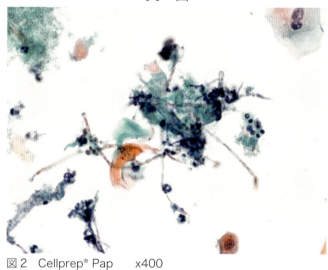

図2 Cellprep® Pap x400

細 菌

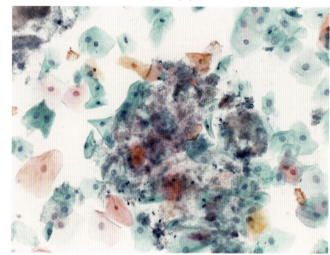

図3 Cellprep® Pap x200

### 症例44 白板症

材料:舌擦過 年齢・性別:50歳代・男性 臨床経過:白板症

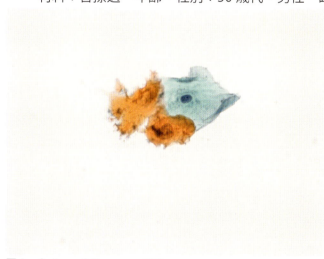

図1 Cellprep® Pap x400

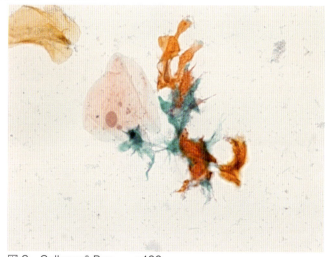

図2 Cellprep® Pap x400

無核細胞や核増大細胞を認めるが、クロマチンの増量はやや少ない。

## 3-5　耳鼻口腔
### 症例45　扁平上皮癌
材料：舌擦過　年齢・性別：50歳代・男性　臨床経過：白板症

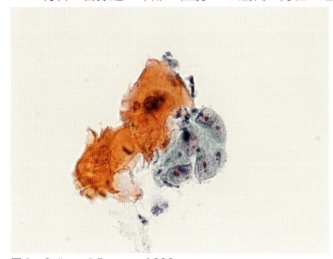

図1　Cellprep® Pap　×1000

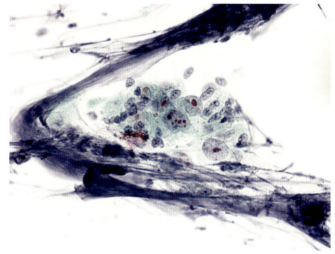

図2　従来法 Pap　×1000

材料：喀痰（同一患者）

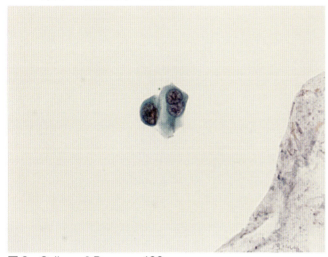

図3　Cellprep® Pap　×400

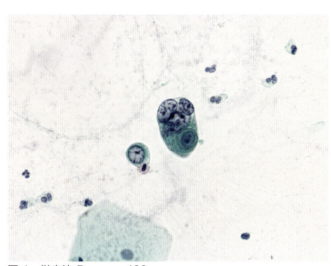

図4　従来法 Pap　×400

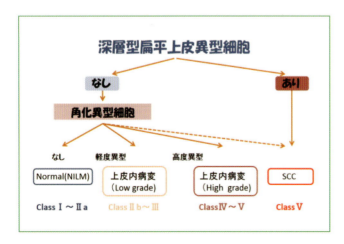

深層型異型扁平上皮細胞が特徴である。光輝性を示す細胞質や核異型の著明な表層角化異型細胞とともに認められれば、扁平上皮癌と診断できる。表層角化異型細胞のみでは高悪性度上皮内腫瘍との鑑別は困難である。

## 3-5 耳鼻口腔

### 症例46 扁平上皮癌
材料：舌擦過　年齢・性別：50歳代・男性　臨床経過：白板症

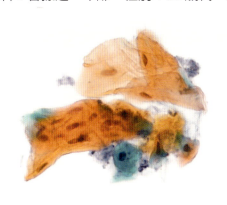

図1　Cellprep® Pap　x400

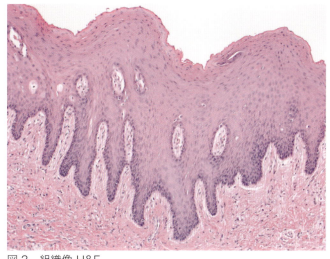

図2　組織像 H&E

### 症例47 扁平上皮癌
材料：舌擦過　年齢・性別：60歳代・男性　臨床経過：舌の違和感

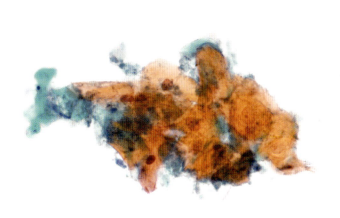

図1　Cellprep® Pap　x400

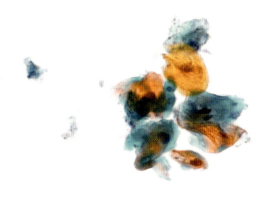

図2　Cellprep® Pap　x400

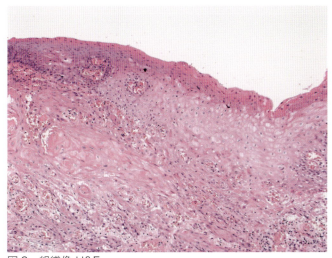

図3　組織像 H&E

　表層が異型の弱い扁平上皮細胞に覆われる症例も少なくない。

　細胞集塊を構成する細胞質の多染性、核の大小不同、個々の細胞のクロマチンパターンの不均一性などが鑑別点になる。

　細胞質の光輝性は喀痰細胞診の早期扁平上皮癌と類似している。

## 3-5 耳鼻口腔

### 症例48 扁平上皮癌（疣贅状癌）
材料：舌擦過　年齢・性別：40歳代・男性

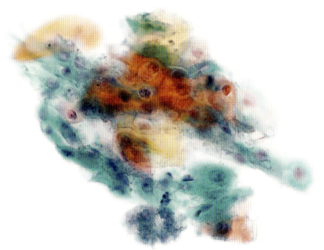

図1　Cellprep® Pap　　x400

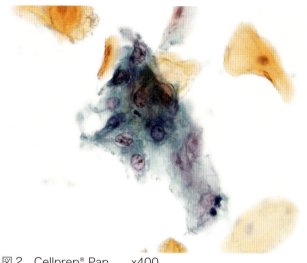

図2　Cellprep® Pap　　x400

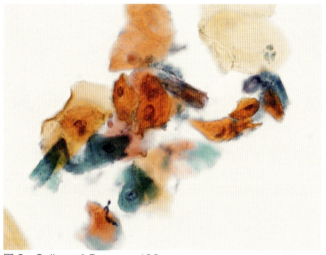

図3　Cellprep® Pap　　x400

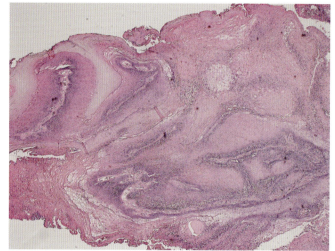

図4　組織像 H&E

表層型異型細胞を認める。核小体明瞭な細胞（図2）と光輝性細胞質を有した核異型を伴う細胞（図3）が出現する。

### 症例49 尋常性天疱瘡
材料：舌擦過　年齢・性別：50歳代・男性

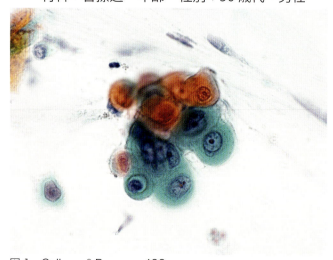

図1　Cellprep® Pap　　x400

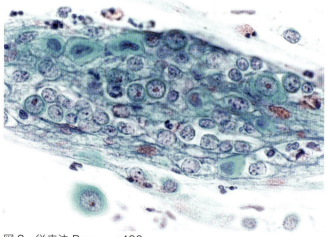

図2　従来法 Pap　　x400

天疱瘡の細胞も核小体明瞭であるが、敷石状配列を示し、クロマチンの増量はなく、核異型もない点で扁平上皮癌とは異なる（図1、図2）。

## 3-5　耳鼻口腔
### 症例50　悪性黒色腫
材料：口腔内擦過　年齢・性別：60歳代・男性　臨床経過：黒色病変

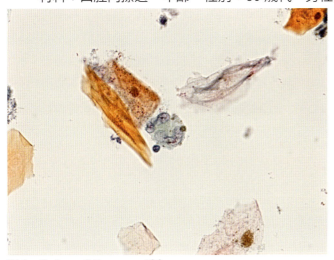

図1　Cellprep® Pap　x400

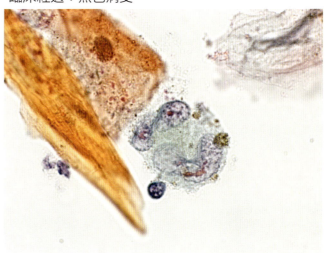

図2　Cellprep® Pap　x1000

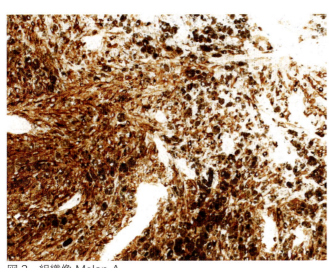

図3　組織像 Melan-A

　大型の腫瘍細胞を散見する。細胞質は淡く、乏しく、細胞質境界不明瞭である。核は大小不同を示し、偏在傾向にあり、大型核小体を認める。アピッツ小体と呼ばれる核内封入体がみられることもある。

　メラニン顆粒は診断的意義があるが、乏しい症例もある。メラニン顆粒を貪食した組織球などが手掛かりになる。

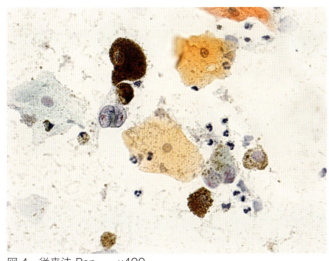

図4　従来法 Pap　x400

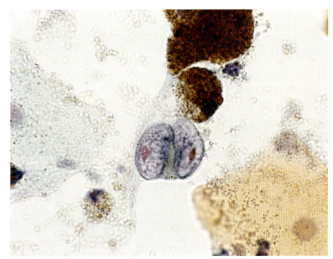

図5　従来法 Pap　x1000

## 3-5 耳鼻口腔

### 症例51 多形腺腫
材料：耳下腺穿刺　年齢・性別：50歳代・女性　臨床経過：腫脹

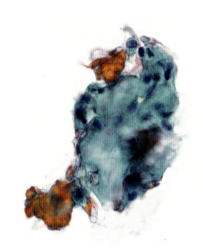

図1　Cellprep® Pap　x400

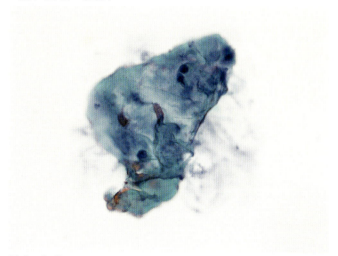

図2　Cellprep® Pap　x400

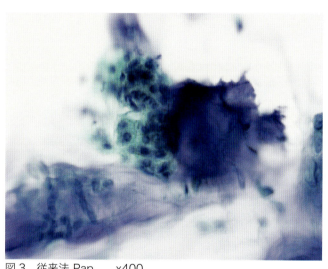

図3　従来法 Pap　x400

甲状腺、乳腺、唾液腺などの穿刺材料は従来法（吹き付け法）の標本作製後に穿刺針の洗浄を行い、標本を作製する。

この領域は良性疾患では細胞採取量が少数であったり、背景像での鑑別が必要なためである。

### 症例52 ワルチン腫瘍
材料：耳下腺穿刺　年齢・性別：50歳代・女性　臨床経過：腫脹

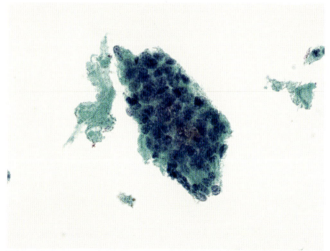

図1　Cellprep® Pap　x400

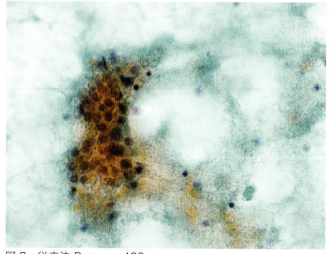

図2　従来法 Pap　x400

## 3-5　耳鼻口腔
### 症例53　唾液腺導管癌
材料：耳下腺穿刺　年齢・性別：60歳代・男性　臨床経過：顔面神経麻痺

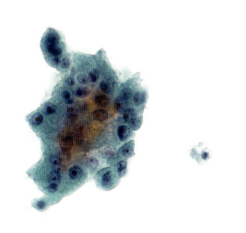

図1　Cellprep® Pap　×400

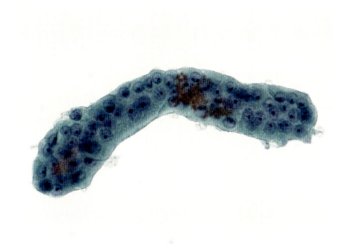

図2　Cellprep® Pap　×400

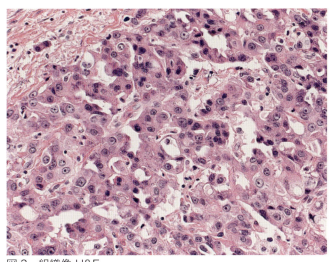

図3　組織像 H&E

背景は不明瞭だが、大型の異型細胞が集塊で出現している。細胞質は豊富でやや厚い細胞も認める。核異型、クロマチンの増量は著明で核小体明瞭である。

鑑別診断として高悪性度粘表皮癌や扁平上皮癌などがあがるが、粘液細胞や角化型扁平上皮細胞は認めず腺癌と考えた。

従来法の背景にみられる壊死性背景は重要な所見である。

高悪性度腫瘍として、直ちに報告する。

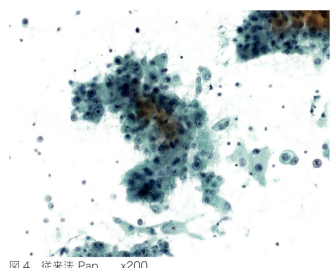

図4　従来法 Pap　×200

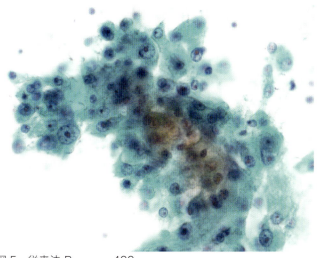

図5　従来法 Pap　×400

## 3-6 泌尿器

## 泌尿器でのLBC標本

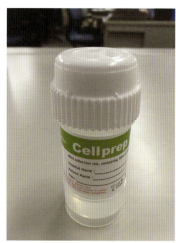

図1 泌尿器用バイアル

細胞回収率が高く、細胞所見が明瞭であることから、Cellprep® 標本のみで十分である。従来法と同様に、採取検体を静置後、上清を捨て、遠心分離を行い沈渣を尿・髄液用バイアル(図1)に入れる。

やや細胞が押しつぶされて細胞境界不明瞭な集団を認める症例がある(図3)が、他に明瞭な所見を示す細胞集塊を観察し判定する。すべての細胞が変性することはまれである。変性途上の所見とも考えられる。

### 尿路上皮癌
材料：カテーテル尿　年齢・性別：70歳代・男性　臨床経過：血尿

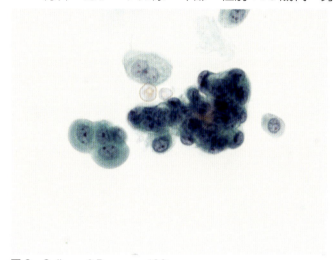

図2 Cellprep® Pap　x400

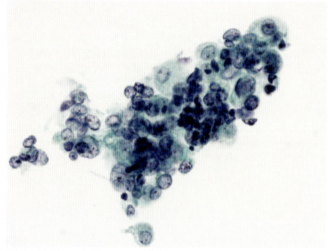

図3 Cellprep® Pap　x400

### 新報告様式と Paris System (IAC/ASC) の大分類案

| 新報告様式日本案 | 現報告例 | Paris System |
|---|---|---|
| inadequate | | inadequate |
| Negative | Negative | Negative for HGUC |
| Atypical cells | Suspected | Atypical urothelial cells (AUC-US) |
| Suspicious for malignancy | | Low grade urothelial neoplasia |
| | | Suspicious for HGUC |
| Malignant | Positive | High grade UC |
| | | Other malignancies |

上皮内癌および大多数の浸潤性尿路上皮癌は高異型度に分類される。

## 3-6 泌尿器
### 症例54 尿路上皮癌（高異型度）
材料：自然尿　年齢・性別：60歳代・男性　臨床経過：血尿

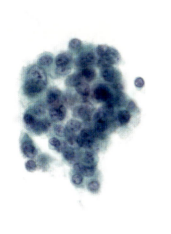

図1　Cellprep® Pap　x400

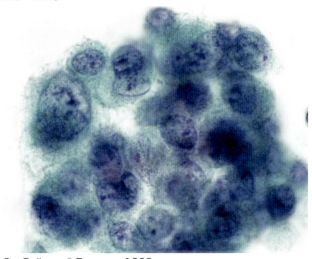

図2　Cellprep® Pap　x1000

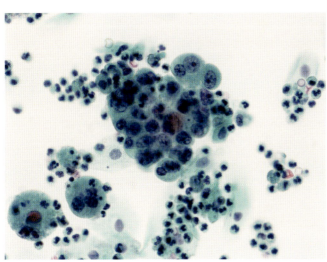

図3　従来法 Pap　x400

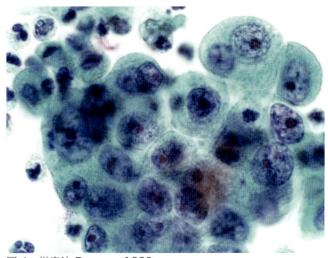

図4　従来法 Pap　x1000

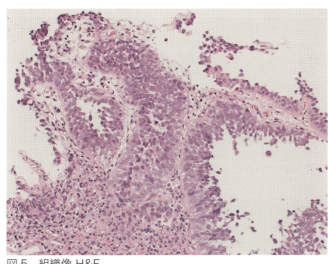

図5　組織像 H&E

　背景の所見は不明だが、大小不同を示す細胞が不規則に重積した集塊で出現している。細胞質境界不明瞭でN/C比の増大、核縁不整、クロマチン不均一、明瞭な核小体を認める。高異型度病変と推定できる。細胞質、クロマチン共に繊細な印象がある。

## 3-6　泌尿器

### 症例55　尿路上皮癌（高異型度）
材料：自然尿　年齢・性別：70歳代・男性　臨床経過：血尿

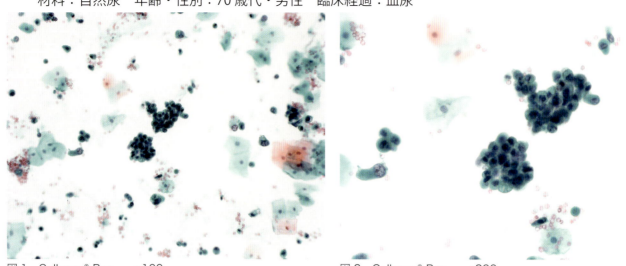

図1　Cellprep® Pap　×100

図2　Cellprep® Pap　×200

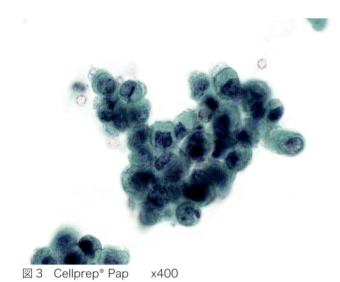

図3　Cellprep® Pap　×400

背景は汚く、細胞集塊からのほつれや、不規則な重積集塊、核異型などを認め、高異型度病変と推定できる。

### 症例56　尿路上皮癌（高異型度）
材料：自然尿　年齢・性別：60歳代・男性　臨床経過：顕微鏡的血尿

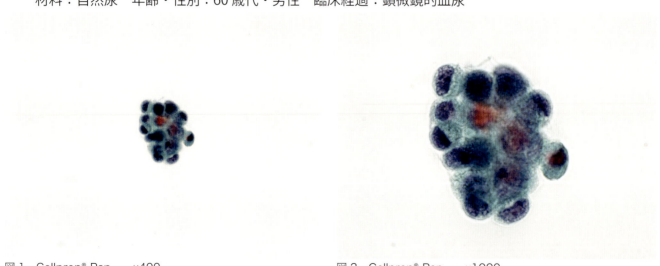

図1　Cellprep® Pap　×400

図2　Cellprep® Pap　×1000

背景は不明だが、大小不同を示す細胞が不規則重積を示し、クロマチンパターンは不均一である。N/C比の増大があり尿路上皮癌と判定できる。

## 3-6 泌尿器

### 症例57　尿路上皮癌
材料：自然尿　年齢・性別：60歳代・男性　臨床経過：血尿

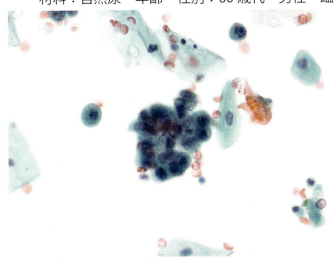

図1　Cellprep® Pap　　x400

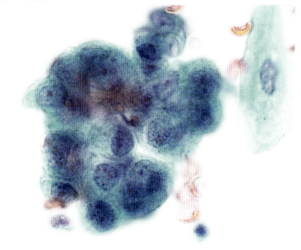

図2　Cellprep® Pap　　x1000

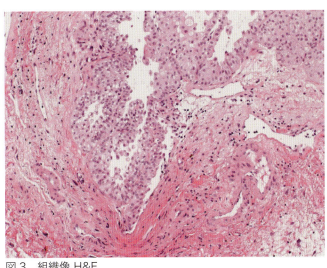

図3　組織像 H&E

細胞が不規則に重積し、N/C比も高い。クロマチンは微細で明らかな増量はないが、集塊での不均等を認め、核縁不整もみられる。細胞質境界不明瞭で尿路上皮癌と判定できる。

クロマチンが明るいため鑑別に慣れが必要となる。各々の細胞間でのクロマチン不均等を所見として捉える必要がある

### 症例58　尿路上皮癌
材料：自然尿　年齢・性別：50歳代・男性　臨床経過：顕微鏡的血尿

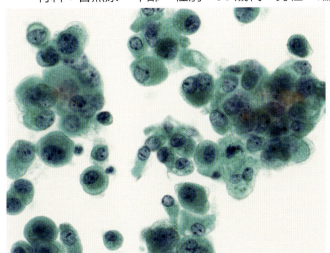

図1　Cellprep® Pap　　x200

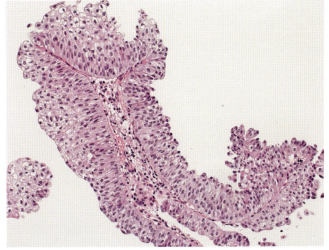

図2　組織像 H&E　　x100

## 3-6　泌尿器

### 症例59　腺癌（前立腺癌）
材料：自然尿　年齢・性別：60歳代・男性　臨床経過：頻尿

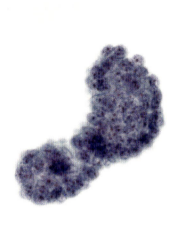
図1　Cellprep® Pap　x400

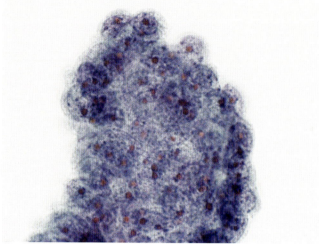
図2　Cellprep® Pap　x1000

細胞は小型で異型に乏しいが細胞密度の増加、核小体明瞭、腺房形成を示す集塊より前立腺癌細胞と推定できる。

### 症例60　腺癌（尿道腺癌）
材料：自然尿　年齢・性別：50歳代・女性　臨床経過：排尿困難

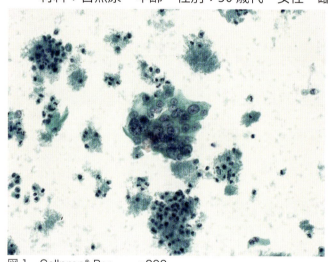
図1　Cellprep® Pap　x200

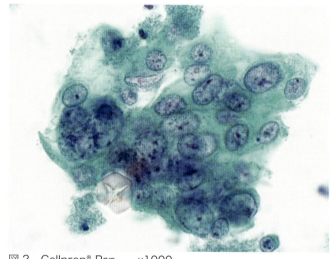
図2　Cellprep® Pap　x1000

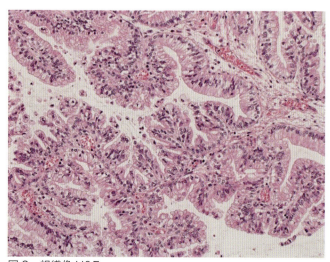
図3　組織像 H&E

背景は汚く、不規則重積を示す集塊を認める。悪性と判定し腺癌を疑ったが、組織型の鑑別は困難であった。

組織像では、粘液産生細胞が腺管構造、乳頭状構造をとって増殖する尿道腺癌であり、一部で充実性構造も認めた。

腫瘍は筋層を超えて膣前壁に浸潤していた。

## 3-6　泌尿器
### 症例61　良性異型（尿路結石）
材料：自然尿　年齢・性別：50歳代・男性　臨床経過：血尿

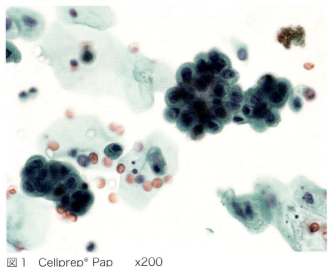

図1　Cellprep® Pap　　x200

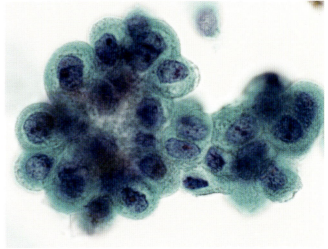

図2　Cellprep® Pap　　x400

## カテーテル尿の尿路上皮癌細胞と良性細胞の鑑別

### 尿路上皮癌細胞

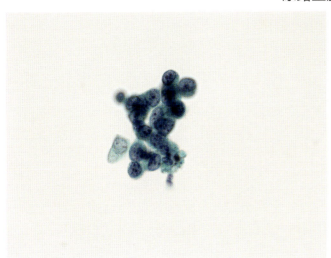

図1　Cellprep® Pap　　x400

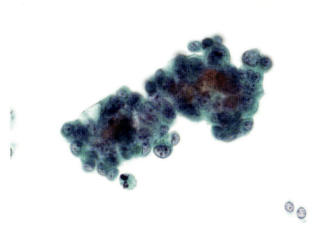

図2　Cellprep® Pap　　x400

### 良性細胞

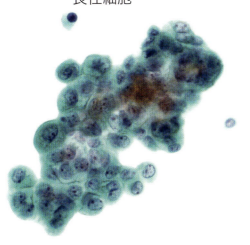

図3　Cellprep® Pap　　x400

**良性細胞の鑑別点**
* 細胞は重積するが、不規則な配列は明瞭でない。
* 細胞質境界明瞭である。
* N/C比は低い。
* 核は中心性（核偏在であっても、飛び出し核はない）。
* クロマチンは細胞間の不均等が少ない。

## 3-6　泌尿器
### 症例62　尿路上皮癌（高異型度）
材料：自然尿／リンパ節FNA　　年齢・性別：50歳代・男性　　臨床経過：血尿

自然尿

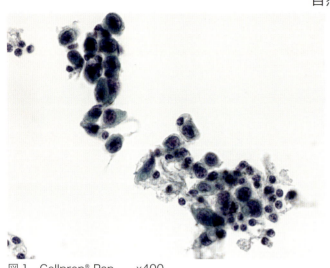

図1　Cellprep® Pap　x400　　　　　　　　図2　従来法 Pap　x400

リンパ節 FNA

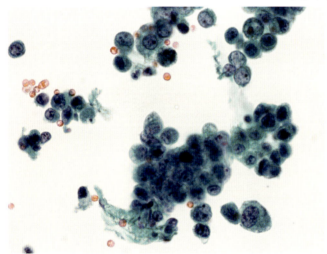
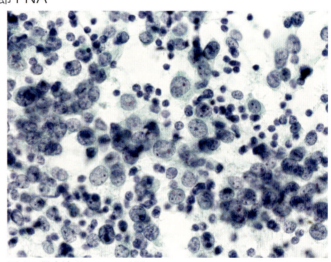

図3　Cellprep® Pap　x400　　　　　　　　図4　従来法 Pap　x400

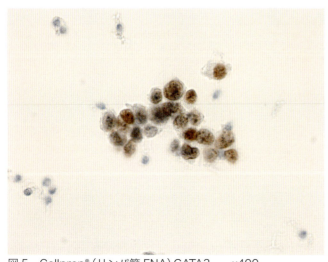

図5　Cellprep®（リンパ節FNA）GATA3　x400

　自然尿とリンパ節穿刺に出現する細胞は類似している。不規則に重積する集塊で大小不同、N/C比の増大、核異型、クロマチンの増量を認める。
　リンパ節穿刺針洗浄液の免疫細胞染色GATA3は陽性で尿路上皮癌転移を示唆する。

## 3-7 体腔液

### 体腔液の LBC 標本

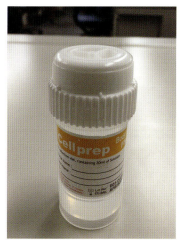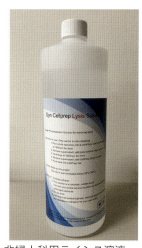

図1　穿刺吸引・体腔液用バイアルと非婦人科用ライシス溶液

体腔液の LBC 標本は特殊染色、免疫染色を施行することが多いため、バイアルに保管する。

また、血液成分の多い検体の場合、バイアルに入れる前に非婦人科用ライシス溶液にて溶血する（図1）。

LBC 標本は必要な枚数を作製することが可能であり、重なりも少ないため免疫染色に適している。

### 扁平上皮癌
材料：胸水　年齢・性別：70歳代・男性　臨床経過：食道癌

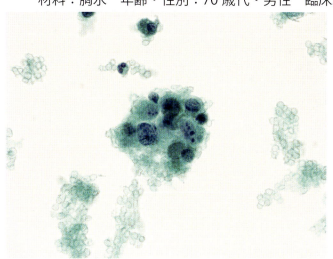

図2　Cellprep® Pap　　x400

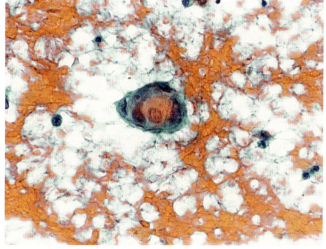

図3　従来法 Pap　　x400

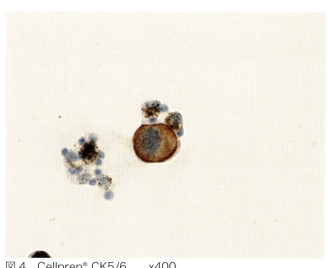

図4　Cellprep® CK5/6　　x400

Cellprep® では背景に血液成分が無くなり、細胞集塊が明瞭になる。免疫細胞化学染色を施行し、扁平上皮癌とした。

## 3-7 体腔液

### 症例63 腺癌（乳管癌）
材料：胸水　年齢・性別：60歳代・女性　臨床経過：乳癌術後

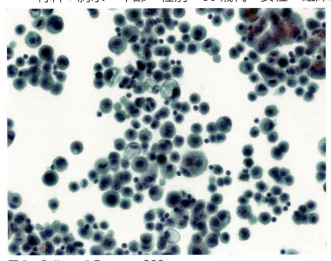

図1　Cellprep® Pap　　x200　　　　　　　　　　　図2　Cellprep® GATA3　　x100

### 症例64 腺癌（肺腺癌）
胸水　年齢・性別60歳代　男性　臨床経過：肺腺癌術後

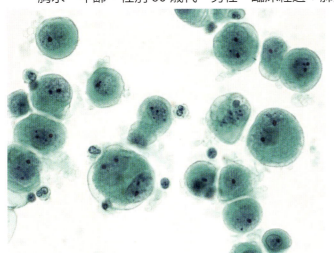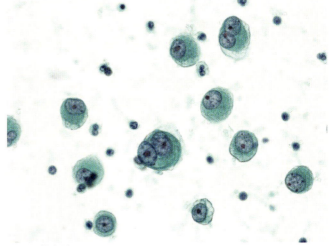

図1　Cellprep® Pap　　x1000　　　　　　　　　　図2　従来法 Pap　　x1000

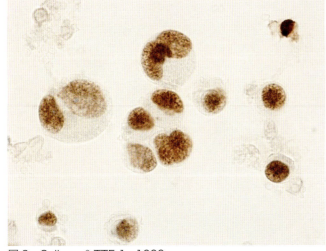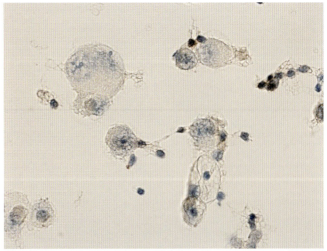

図3　Cellprep® TTF-1 x1000　　　　　　　　　　図4　Cellprep® Calretinin x200

既往歴のわからない症例も少なくない。異型が弱く良悪の判定、組織型の鑑別に苦慮することもある。特に中皮腫との鑑別が重要な症例も多く、免疫細胞化学染色を積極的に施行し、迅速に診断する。

## 3-7 体腔液

### 症例65 扁平上皮癌（肺扁平上皮癌）

材料：胸水　年齢・性別：70歳代・男性　臨床経過：肺扁平上皮癌術後

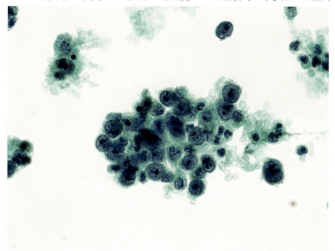

図1　Cellprep® Pap　　x400

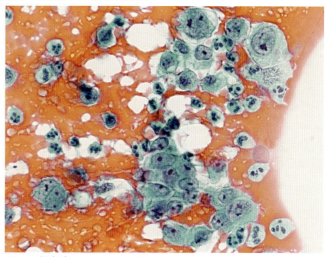

図2　従来法 Pap　　x400

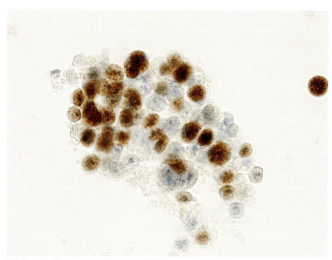

図3　Cellprep® p40　　x200

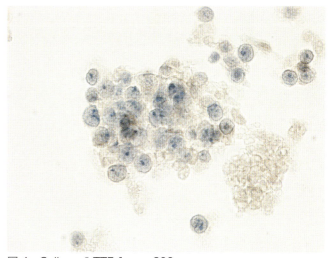

図4　Cellprep® TTF-1　　x200

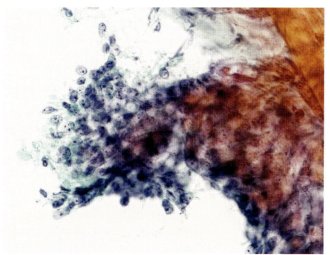

図5　従来法（気管支擦過）Pap　　x400

　大小不同のあるやや大型の細胞の集塊が散在性に出現している。細胞間結合はやや疎だが、核は偏在傾向にあり、核小体も明瞭である。

　肺癌（扁平上皮癌）の既往歴があり免疫細胞染色を施行。p40（+）、TTF-1（-）となり、肺癌による胸水貯留とした。

　肺癌は末梢型扁平上皮癌であり、配列より推定可能だが、個々の細胞は形態からは腺癌との鑑別が必要となる。

## 3-7 体腔液
### 症例66 悪性中皮腫
材料：胸水　年齢・性別：60歳代・男性　臨床経過：CT異常陰影

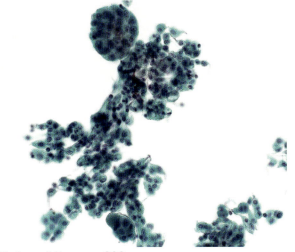

図1　Cellprep® Pap　　x200

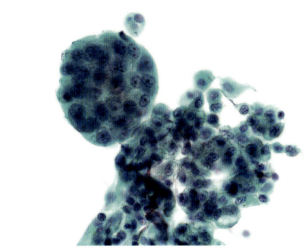

図2　Cellprep® Pap　　x400

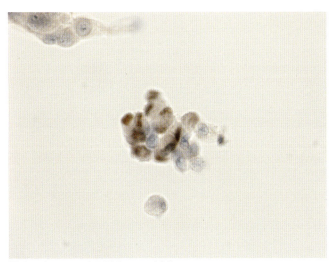

図3　Cellprep® WT-1　　x400
WT-1は核に陽性を示す

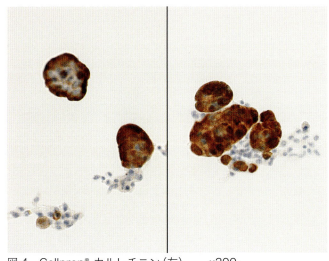

図4　Cellprep® カルレチニン（左）　　x200
　　Cellprep® CK5/6（右）　　x200

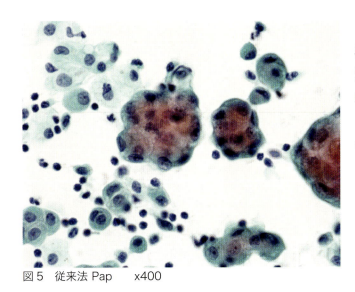

図5　従来法 Pap　　x400

　細胞量の多い胸水である。20個以上の大型中皮様細胞集塊がマリモ状に出現し、悪性中皮腫が鑑別にあがる。細胞質はやや厚く、細胞質境界は比較的明瞭で、核は丸く中心性に位置する。
　腺癌に比し不規則重積も軽度で、細胞間の微絨毛が発達している。
　免疫染色は必須である。

## 3-7 体腔液

### 症例67 腺癌（胃印環細胞癌）
材料：腹水　年齢・性別：60歳代・女性　臨床経過：胃癌術後

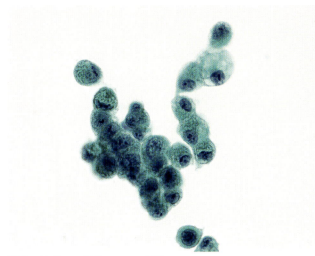

図1　Cellprep® Pap　　x400

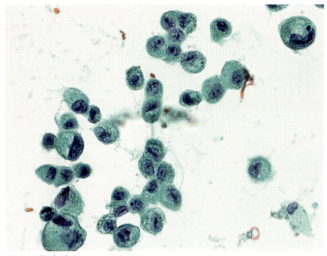

図2　従来法 Pap　　x400

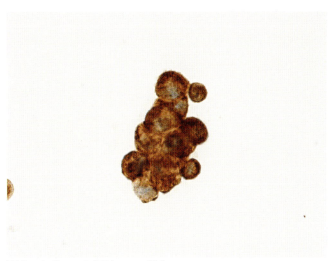

図3　Cellprep® CEA　　x400

　核偏在の異型細胞が小集塊、または散在性に出現する。細胞質は空胞状（泡沫状）で、核は円形であるが時に粘液に圧排され異型が著明になることもある。

　クロマチンの増量や核小体明瞭などの所見も印環細胞癌と推定できるが、異型をもつ組織球との鑑別が必要となる。

　PAS染色、Al-b染色、免疫細胞染色などを施行する。

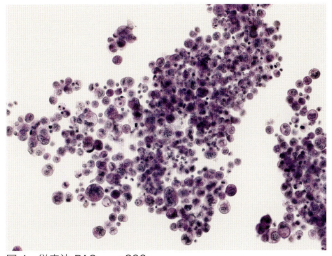

図4　従来法 PAS　　x200

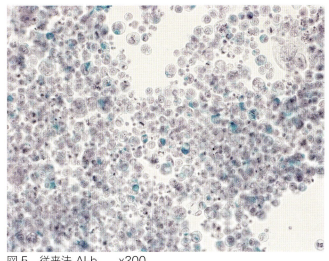

図5　従来法 Al-b　　x200

## 3-7 体腔液
### 症例68 腺癌（大腸癌）
材料：腹水　年齢・性別：70歳代・男性　臨床経過：大腸癌術後

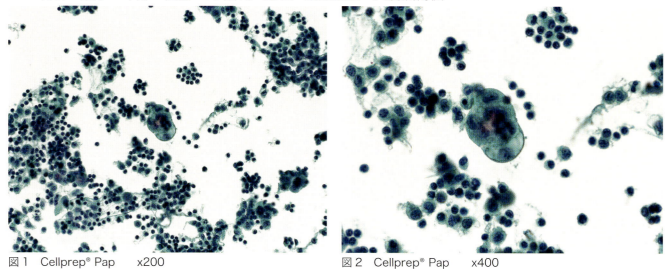

図1　Cellprep® Pap　x200

図2　Cellprep® Pap　x400

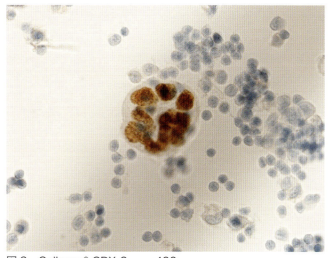

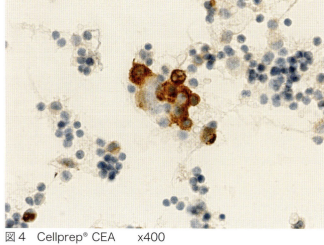

図3　Cellprep® CDX-2　x400

図4　Cellprep® CEA　x400

背景に炎症性細胞が多数出現し、また組織球も多いので、腺癌細胞の同定困難な腹水である。既往歴に大腸癌があり、免疫細胞染色CDX-2、CEAが陽性となり、大腸癌播種と診断した。

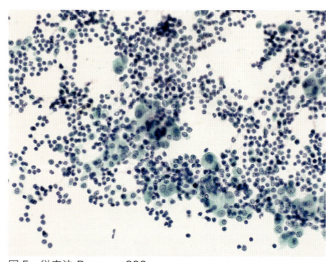

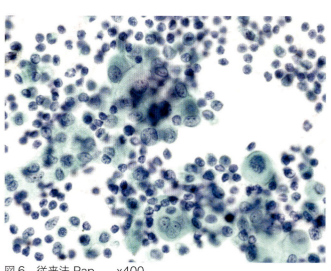

図5　従来法 Pap　x200

図6　従来法 Pap　x400

## 3-7 体腔液

### 症例69 腺癌（卵巣漿液性腺癌）

材料：術中腹腔洗浄液　　年齢・性別：60歳代・女性　　臨床経過：卵巣癌

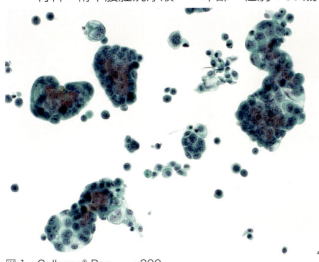

図1　Cellprep® Pap　　x200

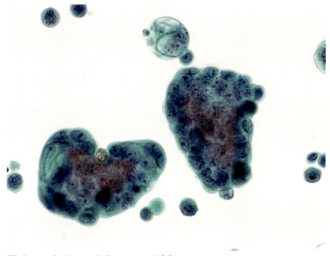

図2　Cellprep® Pap　　x400

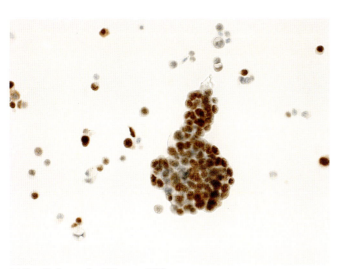

図3　Cellprep® p53　　x200

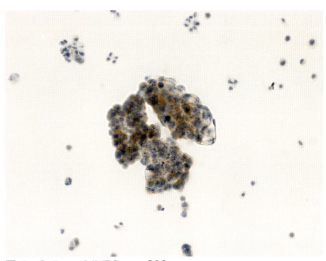

図4　Cellprep® IMP3　　x200

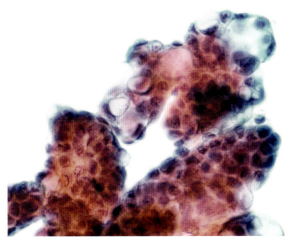

図5　従来法 Pap　　x400

　球状、乳頭状を形成する細胞密度の高い集塊が出現する。細胞の大小不同は少なく、核は円形で、クロマチンは微細顆粒状を示し、核小体を認める。細胞質は淡く、空胞状にみえることがある。
　免疫細胞染色 p53、IMP3 陽性で高異型度腫瘍を推定する。

## 3-7 体腔液
### 症例70 腺癌（子宮体部類内膜腺癌）
材料：術中腹腔洗浄液　年齢・性別：30歳代・女性　臨床経過：不正出血

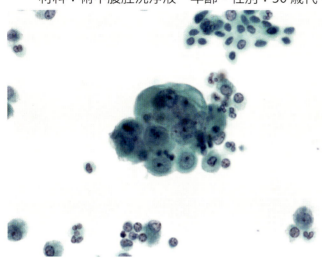

図1　Cellprep® Pap　　x400

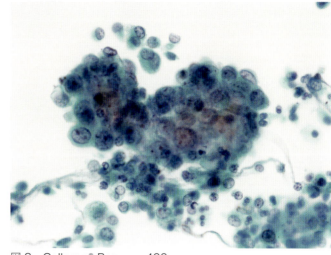

図2　Cellprep® Pap　　x400

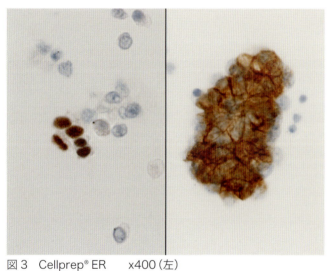

図3　Cellprep® ER　　x400（左）
　　　Cellprep® MOC31　　x400（右）

術中細胞診にて腺癌としたが、明らかな腹腔内播種は認めないとのことであった。

術後組織標本において、表層に粘液を含む化生性変化が認められ、細胞診の像と類似していた（図5）。

免疫細胞染色を施行し、診断確定した。

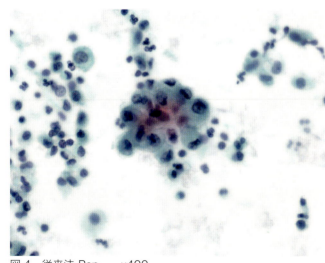

図4　従来法 Pap　　x400

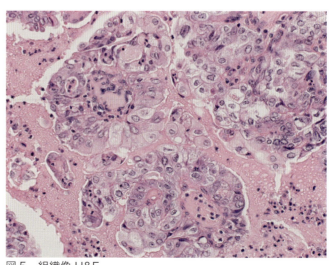

図5　組織像 H&E

## 3-7 体腔液

### 症例71 腺癌（膵管癌）
材料：腹水　年齢・性別：70歳代・女性　臨床経過：膵癌

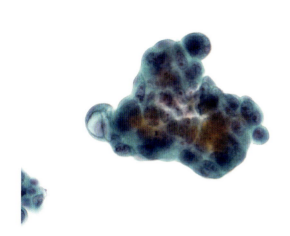

図1　Cellperp® Pap　　x400

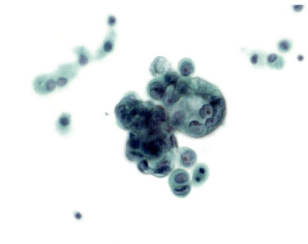

図2　従来法 Pap　　x400

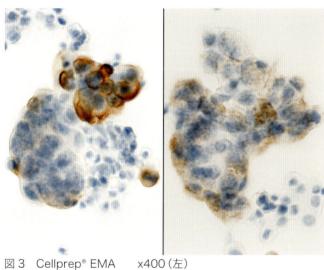

図3　Cellprep® EMA　　x400（左）
　　　Cellprep® MUC5AC　x400（右）

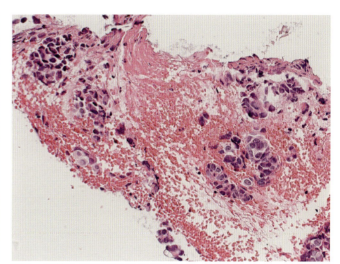

図4　組織像 H&E（膵 EUS-FNA）

### 症例72 腺癌（膵管癌）
材料：腹水　年齢・性別：60歳代・男性　臨床経過：膵癌

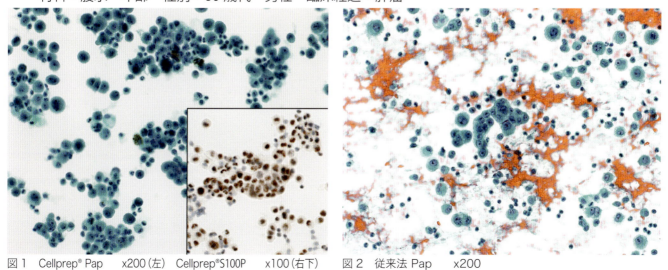

図1　Cellprep® Pap　　x200（左）　Cellprep®S100P　x100（右下）　　図2　従来法 Pap　　x200

膵癌、胆管癌の腹水中の細胞は異型性に乏しく、組織球との鑑別が必要な症例もある。免疫細胞染色を併用することにより、確実な診断が可能となる。

## 体腔液における組織球と腺癌の鑑別

組織球

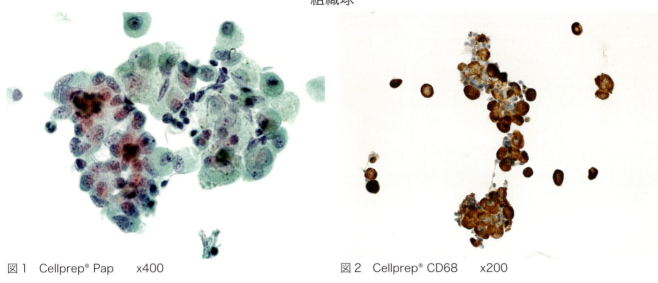

図1　Cellprep® Pap　　x400　　　　　　　図2　Cellprep® CD68　　x200

腺癌

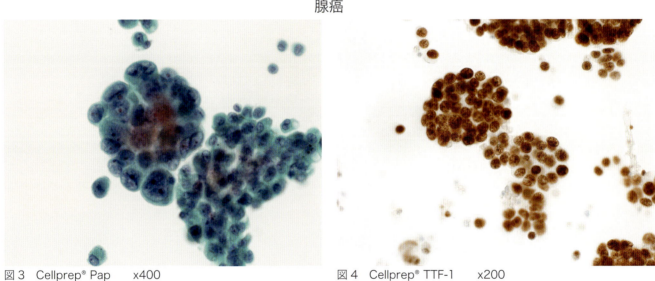

図3　Cellprep® Pap　　x400　　　　　　　図4　Cellprep® TTF-1　　x200

　組織球は不規則に配列するが、やや平面的である。細胞質境界は不明瞭で大小不同を認める。核は偏在傾向にあり核小体は明瞭である。

　腺癌は立体的かつ不規則に配列し、細胞質境界不明瞭、N/C比は高く、大小不同、核異型などを認める。核小体は明瞭、各々の核クロマチンは不均一である。

### 組織球と腺癌の鑑別点
①組織球は不規則な配列を示すが重積が少ない。
②組織球は細胞質境界不明瞭だが個々の細胞質は鑑別できる。
③組織球はN/C比は低く、クロマチンの増量が少ない。
④大小不同や核の偏在傾向は組織球でも認める。

## 3-8 リンパ節
### 症例73 転移性腺癌（乳管癌）
材料：皮下リンパ節穿刺　年齢・性別：40歳代・女性　臨床経過：乳癌

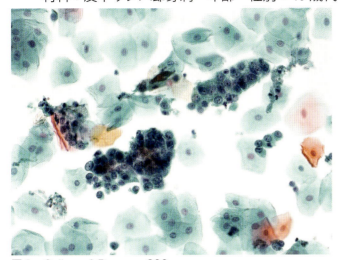

図1　Cellprep® Pap　　x200

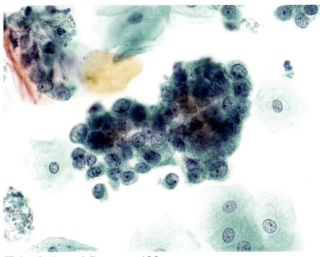

図2　Cellprep® Pap　　x400

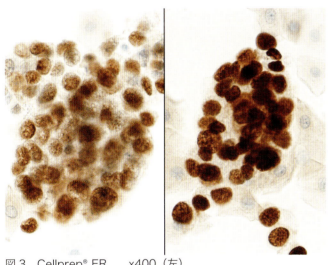

図3　Cellprep® ER　　x400（左）
　　　Cellprep® GATA3　　x400（右）

穿刺検体の注射針はバイアルに入れ、鑑別困難な症例はパパニコロウ染色の他に積極的に免疫染色を併用する。

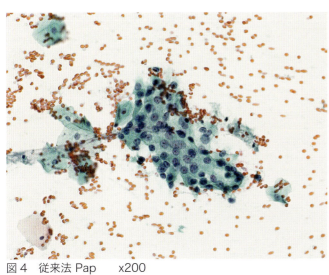

図4　従来法 Pap　　x200

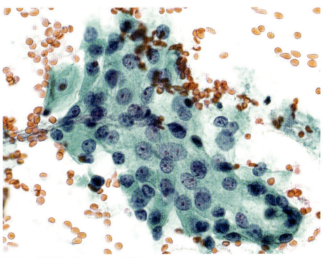

図5　従来法 Pap　　x400

## 3-8 リンパ節
### 症例74 形質細胞腫
材料：リンパ節穿刺　年齢・性別：70歳代・女性

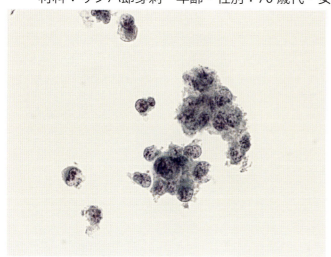
図1　Cellprep® Pap　x400

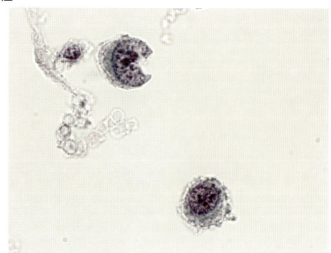
図2　Cellprep® Pap　x1000

核は偏在傾向にあり、粗なクロマチンが凝集している。明瞭な核小体を認める。

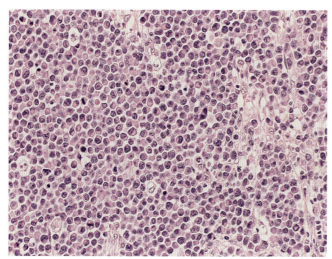
図3　組織像 H&E

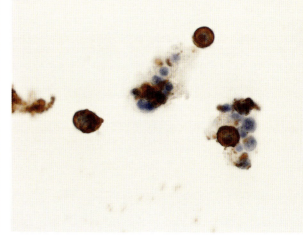
図4　Cellprep® CD138　x400

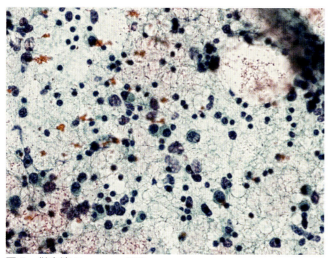
図5　従来法 Pap　x400

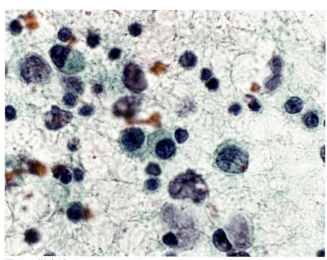
図6　従来法 Pap　x1000

## 3-8 リンパ節
### 症例75 悪性リンパ腫
材料：上顎リンパ節穿刺　年齢・性別：80歳代・男性

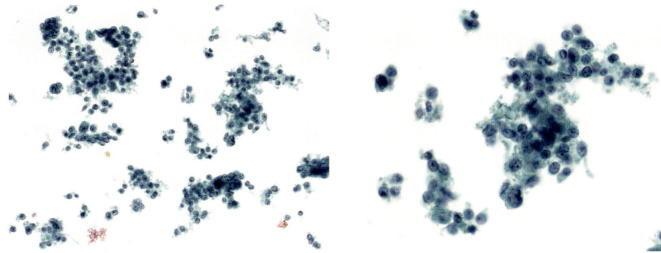

図1　Cellprep® Pap　　x200　　　　　　　　　図2　Cellprep® Pap　　x400

大小不同のリンパ球が出現する。核のくびれなどの核形不整を認める。

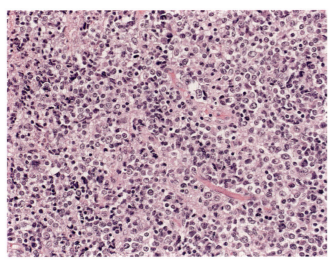

図3　組織像 H&E

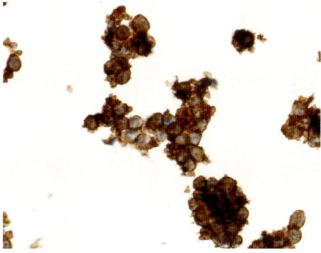

図4　Cellprep® CD20　　x400

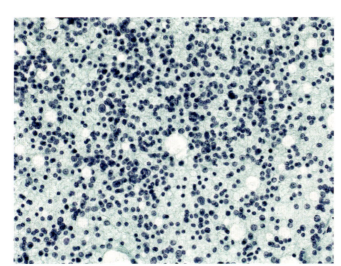

図5　従来法 Pap　　x200

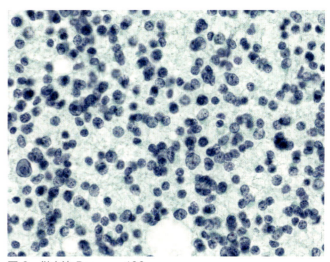

図6　従来法 Pap　　x400

## 3-8 リンパ節
### 症例76 悪性リンパ腫

材料：腹部リンパ節 EUS-FNA　年齢・性別：60歳代・男性

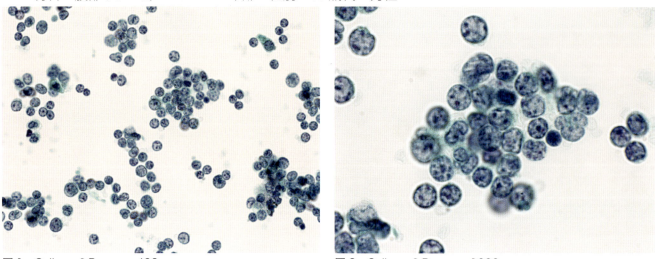

図1　Cellprep® Pap　x400

図2　Cellprep® Pap　x1000

大小不同のリンパ球を認め、核形不整、粗なクロマチン、明瞭な核小体が観察できる。

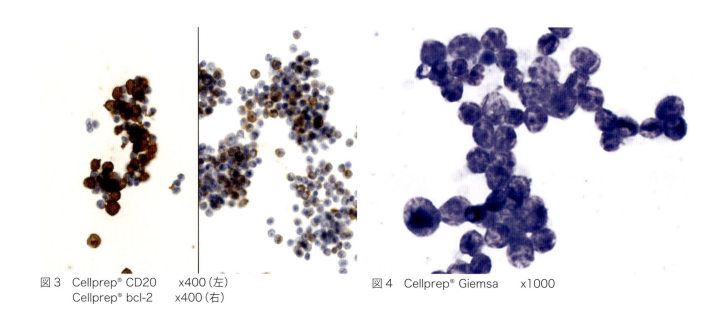

図3　Cellprep® CD20　x400（左）
　　　Cellprep® bcl-2　x400（右）

図4　Cellprep® Giemsa　x1000

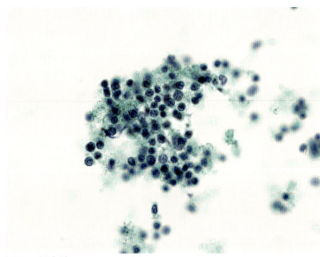
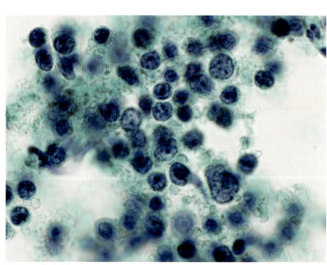

図5　従来法 Pap　x400

図6　従来法 Pap　x1000

## 3-9 その他

### その他のLBC標本

#### 症例77 ガングリオン
材料：関節液　年齢・性別：60歳代・男性　臨床経過：ガングリオン

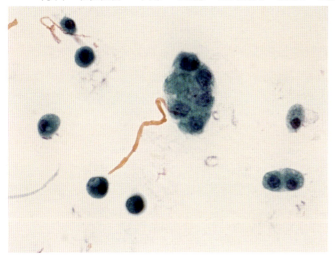

図1　Cellprep® Pap　　x400

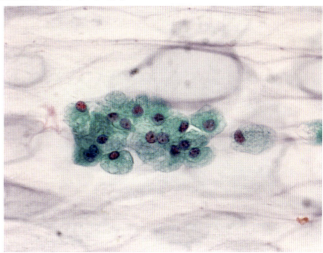

図2　従来法 Pap　　x400

ガングリオンに特徴的な粘液は Cellprep® では紫色に染まらず、オレンジ色の物質として残る。粘液が溶解しているため、多数の細胞が出現する。

#### 症例78 髄液（肺腺癌の転移）
材料：髄液　年齢・性別：60歳代・女性　臨床経過：肺腺癌・乳癌

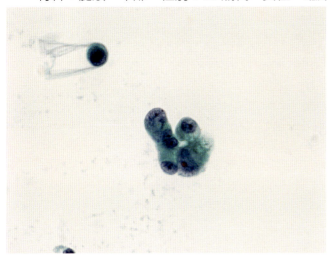

図1　Cellprep® Pap　　x400

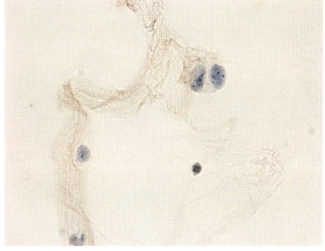

図2　Cellprep® GATA3　　x400

髄液は提出される量が少なく、10cc以下であれば直接バイアルへ入れて標本作製を実施する。毎回、一定量であれば治療効果を見るための定量的観察も可能である。重複癌症例では、免疫染色用標本も作製しておく。

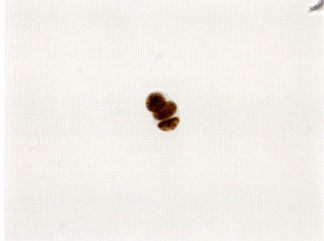

図3　Cellprep® TTF-1　　x400

## 3-10 子宮体部

### 子宮体部のLBC標本

婦人科・口腔用バイアルを用いて子宮体部細胞診にもCellprep®法による標本作製が可能である。

小細胞集塊で出現する漿液性腺癌や類内膜腺癌(G3)などは従来法の細胞所見と変わりなく判定可能である。

一方、構造異型が重要である類内膜腺癌(G1)は大型集塊が断片化するため判定困難な症例もあるが、仔細に観察すると小型集塊だが構造異型や細胞配列を確認することができる。

現状では直接塗抹標本を作製した残りの検体をCellprep®法に使用することが多く、細胞数が少ない症例が多い良性症例においては評価が困難な場合が多い。

### 症例79 漿液性腺癌

材料：子宮体部　年齢・性別：60歳代・女性　臨床経過：不正出血

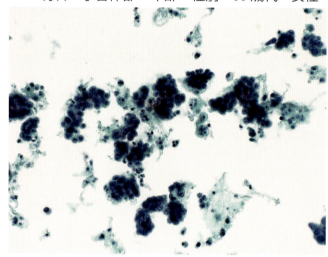

図1　Cellprep® Pap　x200

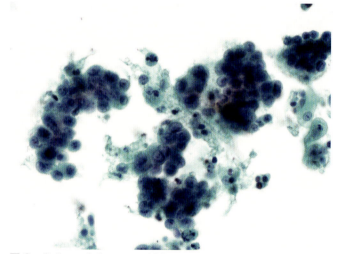

図2　Cellprep® Pap　x400

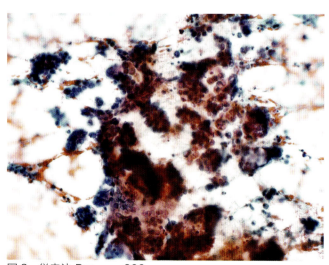

図3　従来法 Pap　x200

漿液性腺癌のように異型の強い細胞が乳頭状集塊を形成する症例では、小集塊で多数出現するため、従来法と同様の細胞所見を呈する。

## 3-10 子宮体部

### 症例80 子宮内膜増殖症
材料：子宮体部　年齢・性別：50歳代・　女性　臨床経過：不正出血

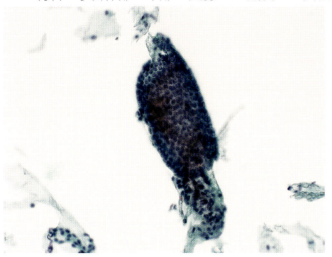

図1　Cellprep® Pap　　x200

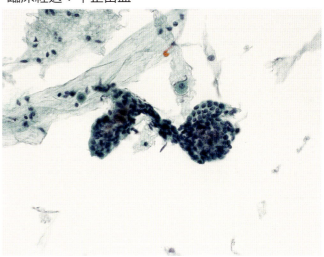

図2　Cellprep® Pap　　x200

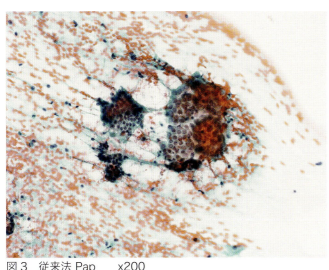

図3　従来法 Pap　　x200

背景の血液が除かれるので、個々の細胞所見は明瞭になる。

大きな集塊は断片化する。

細胞密度の増加や配列などは観察可能であり、増殖傾向を認めるが、腺癌は否定できる。

### 症例81 子宮内膜増殖症
材料：子宮体部　年齢・性別：50歳代・　女性　臨床経過：不正出血

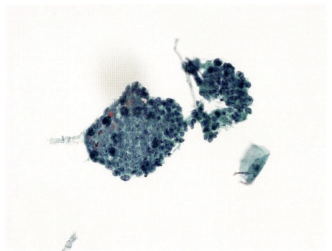

図1　Cellprep® Pap　　x200

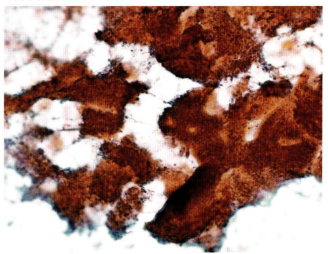

図2　従来法 Pap　　x100

## 3-10　子宮体部
### 症例82　類内膜腺癌（G1）
材料：子宮体部　年齢・性別：50歳代・　女性　臨床経過：不正出血

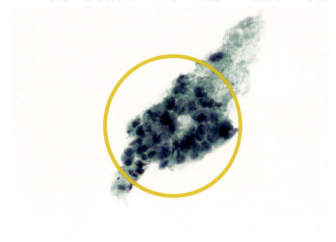

図1　Cellprep® Pap　　x200

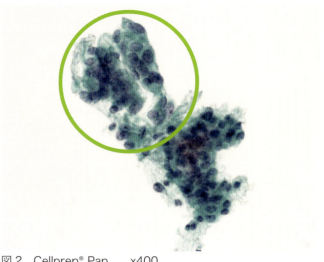

図2　Cellprep® Pap　　x400

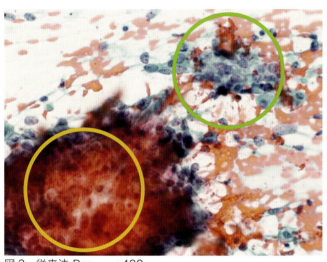

図3　従来法 Pap　　x400

大型集塊は断片化するが、構造異型（オレンジ）や不規則な配列（グリーン）、核異型は残っている。

### 症例83　類内膜腺癌（G1）
材料：子宮体部　年齢・性別：30歳代・　女性　臨床経過：不正出血

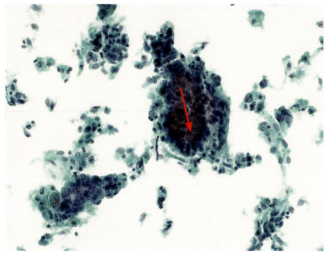

図1　Cellprep® Pap　　x200

小型集塊になるが、間質に対して直角に配列した特徴的な構造異型を認める（矢印）。

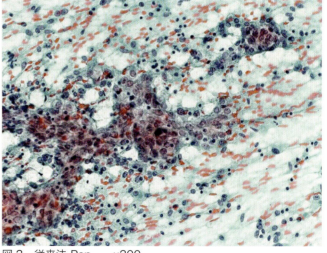

図2　従来法 Pap　　x200

# 第4章
## LBCと免疫細胞化学染色

## 4-1 Cellprep® を用いた免疫染色の方法

本アトラスにおける免疫細胞化学染色はベンチマーク GX（ロシュ・ダイアグノスティックス）を使用し、I-VIEW、OptiView の 2 つの検出キットを用いた染色プロトコールにより行った。2 つの検出キットは検出感度に差があり、基本的には抗原局在が細胞質/細胞膜の場合は I-VIEW、核の場合は OptiView を使用する。例外に関しては後述の「ベンチマーク GX を用いた免疫細胞化学染色推奨プロトコール」を参照していただきたい。なお、抗原賦活化については I-VIEW は賦活化不要、OptiView では熱処理、またはプロテアーゼによる賦活化を実施する。

### I-VIEW DAB ユニバーサルキット

**ビオチン・アビジンの親和性を利用した免疫組織／細胞化学染色用検出試薬キット**

I-VIEW DAB ユニバーサルキットは、ビオチン・アビジン結合を介して、マウスおよびウサギ一次抗体を検出する LSAB 法による検出システムである。反応生成物は、DAB 発色により茶褐色を呈し光学顕微鏡下で観察することができる。

製品特性
◆ LSAB 法に基づいた免疫組織／細胞化学染色法により、組織または細胞中の対象抗原を検出
◆ ベンチマーク自動染色システム用に最適化されており、すべての試薬が調製済み

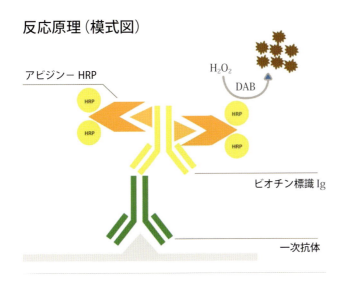

反応原理（模式図）

反応原理
　スライド標本に一次抗体を反応させると、標本上に存在する対象抗原と結合する。次にビオチン標識 Ig 及びアビジン -HRP を反応させると、スライドガラス上に対象抗原－一次抗体－ビオチン標識 Ig －アビジン -HRP 結合物が形成される。この結合物に DAB 試薬、$H_2O_2$ 試薬及び COPPEER 試薬を添加すると、酵素反応により、茶褐色に染色される。

# ベンタナ OptiView DAB ユニバーサルキット

**高感度の検出システムであり、様々な一次抗体において優れた染色性を提供**

ベンタナ OptiView DAB ユニバーサルキットは、ビオチン・アビジン結合を用いない検出システムで、マウスおよびウサギ一次抗体を検出する。本キットは、独自の非内因性ハプテンであるヒドロキシキノキサリン（HQ）を用いることにより、従来の検出キットに比べて感度および特異度が向上する。本キットを用いることにより、従来の検出キットで検出可能な抗原から、検出が困難であった発現量の低い抗原まで、あらゆるニーズに応じて条件を最適化することが可能である。

製品特性
◆生体内に存在しないハプテンであるヒドロキシキノキサリン（HQ）を二次抗体の標識物として用いることにより、非特異反応と背景染色を軽減
◆独自のハプテン技術によって一次抗体周辺へのマルチマーの結合を増やすことにより、多くのペルオキシダーゼ（HRP）が標識され、安定した DAB 発色を提供
◆柔軟性の高いプロトコール設定によって、一次抗体ごとに最適な染色性を提供
　＞熱処理反応時間の選択肢が拡大
　＞内因性ペルオキシダーゼのブロッキングを一次抗体の前または後から選択可能
　＞一次抗体、二次抗体およびマルチマーはプロトコール設定によりスライド上での希釈が可能
　＞二次抗体およびマルチマーの反応時間が選択可能

## 反応原理（模式図）

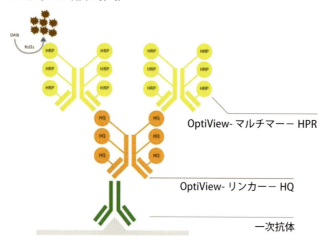

反応原理

　本キットは、マルチマーを使用した免疫細胞化学染色法により、生体由来の細胞中の対象抗原を検出する。スライド標本に一次抗体を反応させると、標本上に存在する対象抗原と結合する。次に HQ で標識したリンカー及び HRP で標識したマルチマーを反応させると、スライドガラス上に対象抗原－一次抗体－リンカー-HQ －マルチマー-HRP 結合物が形成される。この結合物に DAB 試薬、$H_2O_2$ 試薬及び COPPER 試薬を添加すると、酵素反応により、細胞中に存在する対象抗原が茶褐色に染色される。

## 本書に掲載している免疫細胞化学染色標本の例

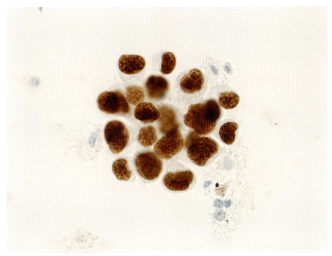

図1　Cellprep® TTF-1　x400

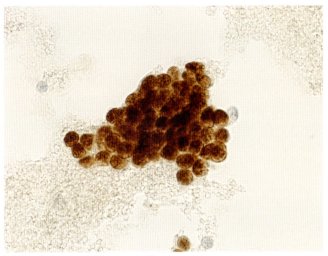

図2　Cellprep® ER　x400

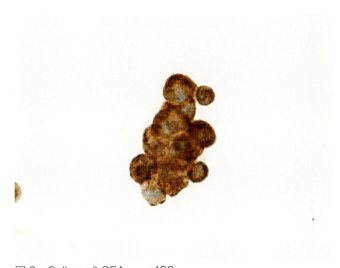

図3　Cellprep® CEA　x400

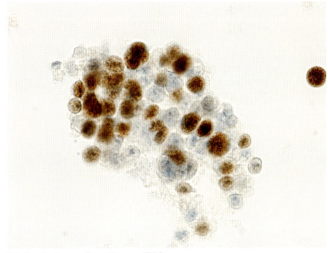

図4　Cellprep® p40　x200

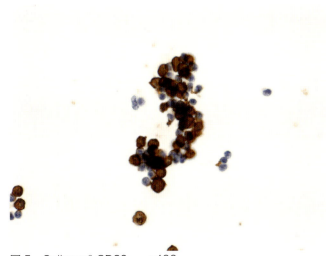

図5　Cellprep® CD20　x400

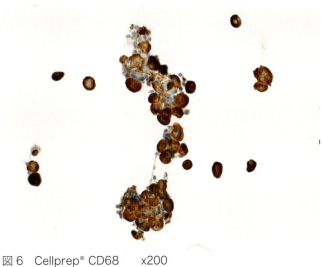

図6　Cellprep® CD68　x200

ベンチマーク GX を用いた免疫細胞化学染色推奨プロトコール

| 局在 | 一次抗体（製品名およびクローン名） | メーカー | 検出試薬 |
|---|---|---|---|
| 細胞質 | Epithelial Spechific Antigen, Ep-CAM (BerEP4) | ロシュ | I-VIEW |
| | CA19-9 (121SLE) | ロシュ | I-VIEW |
| | CEA (TF3H8-1) | ロシュ | I-VIEW |
| | サイトケラチン5/6 (D5/16B4) | ロシュ | I-VIEW |
| | サイトケラチン7 (SP52) | ロシュ | I-VIEW |
| | サイトケラチン20 (SP33) | ロシュ | I-VIEW |
| | MUC2 (MRQ-18) | ロシュ | I-VIEW |
| | MUC5AC (MRQ-19) | ロシュ | I-VIEW |
| | MUC6 (MRQ-20) | ロシュ | I-VIEW |
| | NapsinA (Polyclonal) | ロシュ | I-VIEW |
| | Cytokeratin 5/14 (EP1601Y/LL002) | ロシュ | I-VIEW |
| | BG8, Lewis$^y$ (F3) | ロシュ | I-VIEW |
| | Caveolin-1 (SP43) | ロシュ | I-VIEW |
| | Trypsin (MAB1482) | メルク | I-VIEW |
| 細胞質、細胞膜 | Epithelial Related Antigen, ERA (MOC-31) | ロシュ | I-VIEW |
| | CD10 (SP67) | ロシュ | I-VIEW |
| | CD56 (MRQ-42) | ロシュ | I-VIEW |
| | CD68 (KP-1) | ロシュ | I-VIEW |
| | LY6K (TA1975-146) | ニチレイ | I-VIEW |
| 細胞質、核 | カルレチニン (SP65) | ロシュ | I-VIEW |

| 局在 | 一次抗体（製品名およびクローン名） | メーカー名 | 検出試薬 |
|---|---|---|---|
| 核 | CDX-2 (EPR2764Y) | ロシュ | OptiView |
| | ベンタナコンファームER (SP1) | ロシュ | OptiView |
| | p53 (DO-7) | ロシュ | OptiView |
| | p63 (4A4) | ロシュ | OptiView |
| | ベンタナコンファームPgR (1E2) | ロシュ | OptiView |
| | TTF-1 (SP141) | ロシュ | OptiView |
| | PAX8 (MRQ-50) | ロシュ | OptiView |
| | WT1 (6F-H2) | ロシュ | OptiView |
| | GATA3 (L50-823) | ロシュ | OptiView |
| | p40 (BC28) | ロシュ | OptiView |
| | Ki-67 (30-9) | ロシュ | OptiView |
| 細胞質 | IMP3 (1F12E4) | ニチレイ | OptiView |
| 細胞質、細胞膜 | PD-L1 (SP142) | スプリングバイオ | OptiView |
| | PD-L1 (SP263) | ロシュ | OptiView |
| 細胞質、核 | S100P (16/f5) | ロシュ | OptiView |
| 細胞質、核 | ALK (D5F3) | ロシュ | OptiView |

| 賦活化 | 一次抗体反応条件 | | 核染色 |
|---|---|---|---|
| | 反応時間 | 希釈Option | |
| なし | 4min | なし | 12min |
| なし | 8min | なし | 12min |
| なし | 8min | なし | 12min |
| なし | 8min | なし | 12min |
| なし | 4min | なし | 12min |
| なし | 4min | なし | 12min |
| なし | 8min | なし | 12min |
| なし | 8min | なし | 12min |
| なし | 8min | なし | 12min |
| なし | 16min | なし | 12min |
| なし | 8min | なし | 12min |
| なし | 16min | なし | 12min |
| なし | 8min | なし | 12min |
| なし | 8min | なし | 12min ※1 |
| なし | 16min | なし | 12min |
| なし | 8min | なし | 12min |
| なし | 8min | なし | 12min |
| なし | 8min | なし | 12min |
| なし | 16min | なし | 12min ※2 |
| なし | 4min | なし | 12min |

※注意　賦活化について
CC1：CC1バッファーを使用した熱処理
Pro3：プロテアーゼ3（0.02units/mL）を使用した酵素処理

※1. メルク社 濃縮抗体（400倍希釈にて使用）
※2. ニチレイバイオサイエンス社 濃縮抗体（100倍希釈にて使用）

| 賦活化 | 一次抗体反応条件 | | 検出試薬反応条件 | | | | 核染色 | |
|---|---|---|---|---|---|---|---|---|
| | 反応時間 | 希釈Option | OptiViewリンカー抗体 | 希釈Option | OptiViewマルチマー抗体 | 希釈Option | | |
| CC1 8min | 8min | 適用 | 8min | 適用 | 8min | 適用 | 12min | |
| CC1 8min | 8min | 適用 | 8min | 適用 | 8min | 適用 | 12min | |
| CC1 8min | 8min | 適用 | 8min | 適用 | 8min | 適用 | 12min | |
| CC1 8min | 8min | 適用 | 8min | 適用 | 8min | 適用 | 12min | |
| CC1 8min | 8min | 適用 | 8min | 適用 | 8min | 適用 | 12min | |
| CC1 8min | 8min | 適用 | 8min | 適用 | 8min | 適用 | 12min | |
| CC1 8min | 8min | 適用 | 8min | 適用 | 8min | 適用 | 12min | |
| CC1 8min | 8min | なし | 8min | 適用 | 8min | 適用 | 12min | |
| CC1 8min | 8min | 適用 | 8min | 適用 | 8min | 適用 | 12min | |
| CC1 8min | 8min | 適用 | 8min | 適用 | 8min | 適用 | 12min | |
| CC1 8min | 4min | 適用 | 8min | 適用 | 8min | 適用 | 12min | |
| Pro3 8min | 32min | なし | 8min | なし | 8min | なし | 12min | ※3 |
| CC1 32min | 16min | なし | 8min | なし | 8min | なし | 12min | ※4 |
| CC1 32min | 32min | なし | 8min | なし | 8min | なし | 12min | |
| Pro3 8min | 8min | なし | 8min | 適用 | 8min | 適用 | 12min | |
| CC1 16min | 32min | 適用 | 8min | 適用 | 8min | 適用 | 12min | |

※3. ニチレイバイオサイエンス社 希釈済み抗体
※4. スプリングバイオ社 濃縮抗体（100倍希釈にて使用）

# 第5章
# Cellprep® を用いた迅速細胞診

## 5-1 Cellprep®LBC を用いた術中迅速細胞診

手術中の開胸、開腹時洗浄液は血液成分を含んだ検体が多い。

従来法では、きれいにバッフィーコートが採取できず血液成分ばかりのケース、溶血剤をいれても時間がかかったり変性が加わるケース、溶血させるとほとんど沈渣が無くなってしまうケースもしばしばであった。このような場合に Cellprep® 法による標本作製が有効になる。

①提出された検体が液状であれば、遠心分離の後沈渣をバイアルに移す。
　血液成分の多い検体では、バイアルへ検体を懸濁する前に p.17 の溶血操作を実施する。
②バイアルを良く撹拌し 30 秒程度静置した後、Cellprep® システムを用いて標本作製を行い、95%エタノールへ浸漬する。Cellprep® PLUS では約 30 秒、Cellprep® AUTO であれば 3 分以内に塗抹が完了する。
③直接塗抹法と同様に迅速パパニコロウ染色を実施する。
④バイアルは保存し、必要に応じて免疫細胞化学染色を施行する。

開腹時洗浄液：腺癌（大腸癌）

従来法　　　　　　　　　Cellprep®

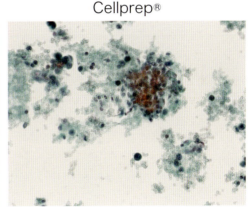

開胸時洗浄液：腺癌（肺腺癌）

従来法　　　　　　　　　Cellprep®

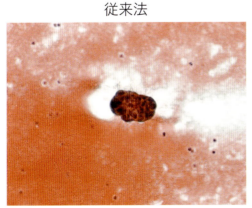
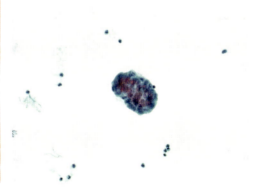

| | Cellprep® 細胞診 一般カラーアトラス | 定価：3,600円+税 |
|---|---|---|
| | | 2016年5月26日　第一刷発行 |

著　者　冨田　裕彦
　　　　竹中　明美

発行者　大塚　忠義

発行所　学際企画株式会社
　　　　〒171-0031　東京都豊島区目白2-5-24 第2ビル
　　　　http://www.gakusai.co.jp/
　　　　TEL：03-3981-7281（代）　FAX：03-3981-7284

印　刷　株式会社スバルグラフィック

Ⓒ無断転用・複製禁ず（落丁・乱丁本はお取り替え致します）
ISBN978-4-906514-89-2 C3047 ¥3600E